LuLu's
快瘦
女神操

LuLu／著

U0311435

吉林科学技术出版社

图书在版编目（CIP）数据

LuLu's快瘦女神操 / LuLu著. -- 长春：吉林
科学技术出版社，2014.3
ISBN 978-7-5384-7545-6

Ⅰ. ①L… Ⅱ. ①L… Ⅲ. ①女性－减肥－方法
Ⅳ.①R161

中国版本图书馆CIP数据核字（2014）第046552号

中文简体版通过成都天鸢文化传播有限公司代理，
经城邦文化事业股份有限公司尖端出版授予
吉林科学技术出版社有限责任公司独家发行，非经书面同意，
不得以任何形式，任意重制转载。本著作限于中国大陆地区发行。
吉林省版权局著作合同登记号：
图字 07-2013-4292

LuLu's 快瘦 女神操

著　LuLu
出 版 人　李　梁
策划责任编辑　刘宏伟
执行责任编辑　樊莹莹
封面设计　长春美印图文设计有限公司
制　　版　长春美印图文设计有限公司
开　　本　710mm×1000mm　1/16
字　　数　117千字
印　　张　7.75
印　　数　1-10000册
版　　次　2014年6月第1版
印　　次　2014年6月第1次印刷

出　　版　吉林科学技术出版社
发　　行　吉林科学技术出版社
地　　址　长春市人民大街4646号
邮　　编　130021
发行部电话/传真　0431-85677817　85635177　85651759
　　　　　　　　　85651628　85600311　85670016
储运部电话　0431-84612872
编辑部电话　0431-85610611
网　　址　www.jlstp.net
印　　刷　长春第二新华印刷有限责任公司

书　　号　ISBN 978-7-5384-7545-6
定　　价　39.90元
如有印装质量问题可寄出版社调换
版权所有　翻印必究　举报电话：0431-85635185

"XS的身材"，不只是梦……

在认识LULU老师的5年时间中，亲眼见证已经成为妈妈的她如何利用自创的美体方法，一直保持着20岁女孩的姣好身材、粉嫩皮肤、健康体质，相信这一点也一定让无数女性羡慕不已吧。也正是因为这一点，LULU老师也希望把自己的美丽秘诀传播给爱美的你哦，希望让更多的女性能够和她一样拥有完美身材。

对于女性来说减肥是一生的事业，完美身材更是每位女性的梦想！

如果你怀有这个美丽的梦想，那么一定要看Lulu老师的这本新书，因为这是一本教会你如何创造"逆转瘦"奇迹的宝典。Lulu老师在书中分享了她如何对抗脂肪和走样身材的秘密，更将"神秘"的完美塑形课程表——"芭蕾舞、瑜伽、普拉提"三大美体精髓完美结合，公之于众；只要你能够依照lulu老师的"慢→快→瘦"的甩肉节奏，相信能够发现身材巨大改变的不仅仅是你自己哦。更重要的是对于那些因为忙于工作没有时间去健身房减肥的都市白领女性来说，XS女神季的"轻瘦身"计划——不要盲目地以减重为目的，才是你打造完美身材的捷径；要知道，对于女性来说不需要全盘否定自己的身材，你要做的仅仅是比现在略瘦一点点，跟着lulu老师，从此刻开始见证更好的自己吧！

无论你是谁，只要能坚持，你也可以轻松拥有LULU那样的傲人身材。宝贝们，快些行动起来吧，一起迎接专属于你的"XS女神季"！

《女人我最大》美容保养专家

美肌专家 柳燕.

前言

变美
比你想象中的更容易

真正重视"美"的女孩一定要知道，想成为时时刻刻都散发迷人魅力的美人，绝对不能只是一味地追求变瘦。因为变"瘦"，并不代表就会从此变得美丽。

就我的观察，很多女生其实都不是真的肥胖，只是身上有某几个地方的脂肪特别容易堆积，或者因为长期缺乏运动，造成身体组成的肌肉比例过低，整个人显得松垮垮的，视觉上就不轻盈。

因此，如果只是拼命去慢跑、跳有氧舞蹈、骑脚踏车消耗热量，可能一段时间后就会发现效果不如预期有效。在我看来，大多数女生都缺乏肌力训练的观念，甚至因为担心练出魁梧、粗壮的身型，会失去女人味，因而特别排斥训练肌肉。但其实，**适度地增加肌肉比例，雕塑、伸展特定肌肉群，不仅可以更快速达到局部雕塑的效果，还可以提高身体燃烧脂肪的效率，一并改善水肿、腰背无力、浑身酸痛等问题。**

教课多年来，我总是不断提醒想减肥的女性，真正会让你瘦得漂亮、瘦得匀称的方式，绝对不会损害你的健康。一味从事激烈的燃脂运动，或者以只吃菜不吃肉、严禁淀粉，甚至激烈节食等方式来快速瘦下来，虽然外表看起来变瘦了，但整个人却也变得干瘪瘪、无精打采的，甚至失去女人的性感韵味。

尤其是夏天穿上比基尼的时候，你会发现，只有纤细而缺乏力量、弹性的身型，是会让人觉得少了一点性感的气质。重点是，短暂变瘦之后，你又会很快地复胖回来。

以往很多人会嫌肌力训练太无趣，做起来又很酸，很难变成一种能持之以恒的运动，所以**这一次设计的"XS女神操"，我特别加入音乐和舞蹈的元素，配合着快、慢节奏做交替的变化，跟着DVD练习起来，很多人会觉得像是一支优雅的舞蹈**，而不是枯燥的运动。

记得刚生完小孩时，我非常想要快速瘦下来，那时，我发现以往的瘦身观念都不够用了，瘦身的速度太慢，对孕妇、产妇的负荷也有点过重。这几年，在自己接触芭蕾舞、瑜伽、普拉提等运动的过程中，整理出一套"慢→快→慢"的瘦身理念，我也尝试应用这样的原理来运动、设计各种教学课程。后来发现，**透过"慢、快、慢"的节奏交替，不仅对于不常运动的人来说很容易入门，瘦身燃脂的效果也更加倍！**再搭配上我自创出来的甩肉公式：**"呼吸→燃脂→精雕→伸展"**，这两点，就是XS女神操能够让你快速变瘦的重要秘密。

如果打开衣柜时，你还在对着去年甚至三年前买的比基尼和小短裤叹气，现在就开始跟着我动起来吧！相信不久后，你就会带着满满的自信，对着镜子里的自己说："变美，其实比想象中更容易！" ✳

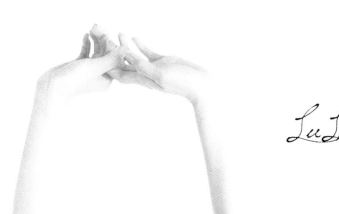

contents

Chapter 6
一日24hr ✦ 瘦美人计划

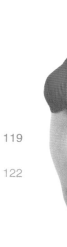
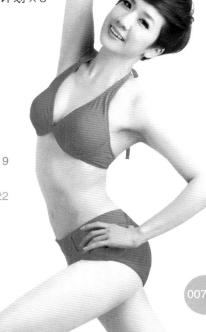

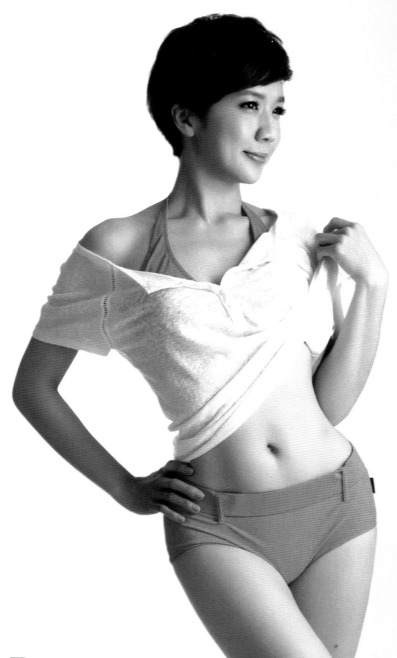

Barre au sol
╳ Yoga ╳ Pilates

Chapter 1

你
遇见最棒的身材

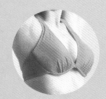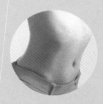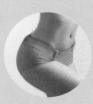

在瘦身的过程中，针对特定的肌肉群做训练，不仅能让肌肤摸起来结实有弹性，使纤细的腰身灵活柔软，也能让胸、臀、腿等部位丰腴又紧实，展现出女人独有的"XS"黄金曲线。

现在就开始，跟着我一起练习，打造均衡、健康、不易变胖的体质，变身成为令人心神向往的女神。美丽，从此不必刻意。

1

瘦身，是一段
与自己身体相处的过程

经常有不少学生问我："Lulu老师，怎样做才能快点变瘦？"每次听到有人这样问，我总是这样回答："想要瘦得漂亮、维持好身材，其实并不是很难，只是需要一点点小心思、比别人多下那一点点的工夫。**除了正确的饮食方法和运动，最重要的就是先拥有健康。**"

以前我也曾经和很多女生一样，为了想赶快瘦下来，天天节食、勤做有氧运动。但成功减掉体重后，因为身体过度操劳、又缺乏足够的营养，导致内分泌失调，气色变得很差，原本引以为傲的苹果肌也不见了，只剩下凹陷的双颊。

再加上不了解自己的身体，我也瘦得很不匀称，整个人看起来干瘪瘪的，毫无任何曲线可言，皮肤也失去光泽，肌肉看起来松垮没有弹性。朋友见我无精打采，常常第一句话就问："LuLu怎么了，你是不是生病了？"

有一天，当我站在镜子前，突然发现自己竟然比变瘦之前的样子更难看！深刻体会到"健康"对于美丽的重要性，我才开始学习如何爱自己、跟自己的身体对话。因为每个人的身体状况都不一样，你必须知道自己胖的原因是什么，了解身型的优缺点，才能针对问题对症改善，进一步打造出完美的XS女神体态。

所以我常说，**"瘦身"是一段与自己身体相处的过程，更是一种生活态度。切记，想成为时时刻刻都散发迷人魅力的美人儿，一定要先守住健康，提升身体的循环代谢力，**才能长久持续保持着窈窕、紧实的迷人身型！✳

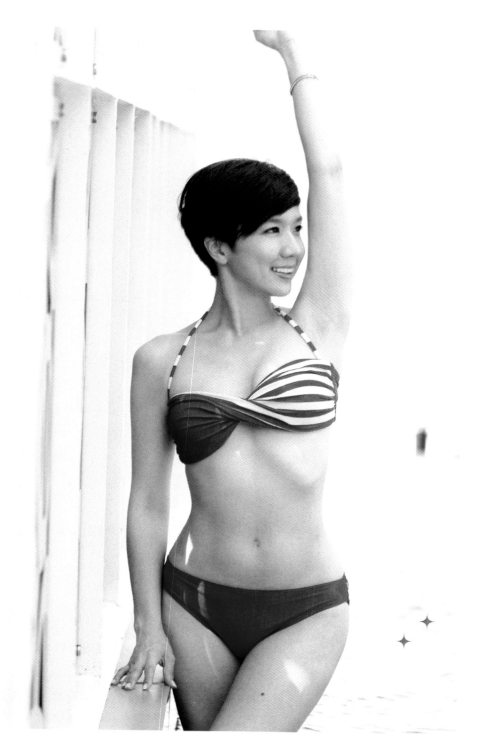

2

从三骨美人操到
XS女神操

▍女神的美丽，是浑然天成·恒久·自然的

要瘦得美丽并不容易，但更困难的是，努力瘦下来以后，又该如何维持好身材不复胖？

一而再、再而三的瘦身轮回，不但让人身心疲惫，而且随着年龄的增长，我们的新陈代谢越来越慢，瘦身也会一次比一次更困难。

这也是为什么我不断告诉大家，瘦身并不只是一味少吃、多动这么简单而已，如果不彻底养成平衡和易瘦的体质，并把正确的饮食与运动观念变成自然而然的生活态度，只要一个不注意，身体就像溜溜球一样很快地反弹，回到失衡、倾斜的状态，一旦复胖，前面的努力也都白费了，好多女孩因此而沮丧不已。

过去我设计的"快瘦三骨美人操"，从体雕瑜伽的基础出发，教大家调整黄金"三骨（锁骨、肩胛骨、骨盆）"的平衡位置，矫正身体回到正确的姿态，舒缓紧绷的肌肉、关节压力，使周围的肌群获得深层锻炼。于是，再也不怕长不对的赘肉横生了。

在打造好完美身型曲线的基础之后，这次我要教给大家的"快瘦XS女神操"，则是希望帮助女生们将美丽再升级。利用独特的"慢→快→慢"节奏设计，改变容易囤积脂肪、废物的体质，维持肌肉与脂肪的完美比例，使体态纤细中带有柔软，保持肌肉的丰润与弹性，展现成熟女人的独特美丽线条。

在我看来，女神跟美人最大的不同就在于，**女神的美丽是浑然天成的。因为内在的体质从根本改变了，身心达到健康、平衡状态，举手投足自然散**

发出优雅与自信。这种美丽，更像是种本能，让大脑懂得适时代谢体内的毒素，维持美丽就如同呼吸般简单自然。

其实，每个女生生下来都是上帝创造的女神，只是因为后天不良的生活习惯而逐渐失去各种美丽优势，所以，请相信自己与生俱来的天赋，让XS女神操帮你找回属于自己的女神曲线吧！

▍跟着"慢→快→慢"甩肉节奏，轻松简单变瘦

XS女神操的设计概念符合身体自然的运作方式，以"慢→快→慢"独特节奏，进行"呼吸→燃脂→精雕→伸展"四个阶段的运动。

民间很多瘦身运动只以燃脂为目的，从头到尾都要你不断在快速、激烈的状态中运动，这样虽然能够在短时间内消耗一些热量，但是长期下来，容易影响身体代谢能力，让肌肉过度疲劳。因为当我们的身体运动过度而缺乏适度休息时，大脑会自动开启警示功能，释放压力荷尔蒙来增加能量的储存，这时候，身体消耗能量的效率其实已经开始走下坡了，反而会变胖。

而"慢→快→慢"方式，则是先以缓和渐进的方式提升心跳，在超过身体负荷之前便适时适度休息。这样一来，下一个动作时，我们仍然能从表现最佳的状态开始，持续再让代谢力往上提升。所以，即使是以快节奏为主的燃脂阶段，也遵循"快慢交替"原则，在快节奏的动作之后也会适时把节奏慢下来，透过呼吸，适度地让心跳减速。利用这套"慢→快→慢"方法改善代谢能力后，**胖的人通常会很快瘦下来**，而过于瘦弱的人也会发现自己的**肌肉变得紧实有力**。尤其漂亮的肌肉除了有一定比例的线条之外，还要有弹性、富有光泽。

这套女神操动作，特别重视"背阔肌"、"腹肌"、"臀大肌"、"腿后肌"这四个肌群，这几个肌群又被称为"美背肌"、"马甲肌"、"性感肌"，以及"美腿肌"。**融入了芭蕾、瑜伽、普拉提的运动精髓，加强训练肌肉多角度扭转、延伸与收缩，能够使肥肉无所遁形，肌肉线条更加紧实漂亮。**

女神操的另一个重要精神，就是"**有效，却不辛苦**"。我刻意挑选了一些大家都很容易做到，而且做完时也觉得不会有太大负担的动作，因为轻松才可以常常实践它，甚至变成不用刻意思考的生活方式，自然而然就能维持轻盈、婀娜的动人体态。✻

3

XS女神操的五大快瘦效果

在XS女神操第一个阶段的"**呼吸——Stretching**"，主要利用吸气与吐气搭配和缓的动作伸展，来增加身体的温度，并且为各部位的"深层肌肉"做暖身。直到心跳逐渐加快，肌肉温度也提升后，再开始加快运动的节奏。第二阶段的"**燃脂——Shaking**"，则是以快慢交替的大肌群运动燃烧多余的热量，甩掉囤积已久的脂肪。当心跳加速时，也同时在进行心肺功能的训练，加强身体的循环代谢力。

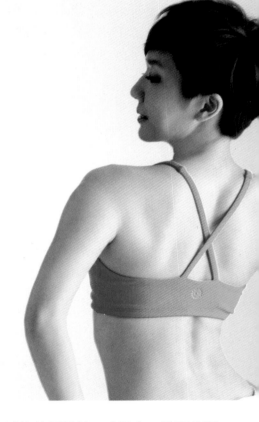

当肌肉升高到足够的温度后，就进入第三阶段"**精雕——Slenderize**"，针对特别难瘦的肥胖部位，加强肌耐力的训练，增加基础代谢率。利用不同角度的动作变化，为肌肉雕塑漂亮的线条。最后，再以第四阶段的"**伸展——Slimming**"，彻底延伸并舒缓每一寸肌肉，搭配着深呼吸，让心跳慢下来，使身体获得完全放松休息。

从我的瘦身经验来看，通过"Stretching"、"Shaking"、"Slenderize"与"Slimming"，最后再加上愉悦的"**微笑Smile**"，这五个"S"正是打造女人完美XS黄金曲线的秘密！

XS女神操的动作虽然不复杂，却有一些容易被大家忽略的小细节，如果不好好注意的话，不仅达不到想要的效果，还可能让自己受伤！所以，在开始运动前，请先花一点时间，跟着我一起认识自己的身体，了解XS女神操五个正确运用身体的瘦身原则（快瘦效果），才能够练出真正漂亮的女神线条喔！

1 想象身体是盒子，才有漂亮的自然曲线

与舞蹈偏重姿态展现、花俏变化的特质不同，XS女神操重视**身体的优雅、协调与平衡**。想要拥有漂亮的女神曲线，可是必须靠着黄金三骨（锁骨、肩胛骨、骨盆）与脊椎的平衡才能做到的。

做任何动作时，都要将三骨和脊椎保持平衡稳定，不可以把力量偏一边或歪斜。锁骨、肩胛骨与脊椎的正确位置决定了诱人的女神背影；而骨盆保持平衡，避免前倾或后倾，才可帮助训练骨盆底肌与深层腹肌，臀部和大腿的肌肉曲线，也是取决于骨盆的灵活度哦！

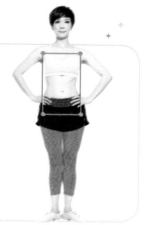

女神Tip

✦ 想象身体正中央有一个方盒子(BOX)，肩膀的两个点与髋关节的两个点对齐。做任何动作时，都要维持左右两边平稳、重心不倾斜。仔细看镜中的自己，避免出现耸肩、驼背、全身松垮垮的姿态。每一组动作也记得要左、右两边轮流做到，以均衡训练全身的肌肉。

2 肋骨呼吸法：动作跟着呼吸走，雕塑效果加倍

所有的动作，都应该搭配着规律的呼吸来进行。借由吸气、吐气的力量，感觉**肋骨往横向打开再收回**，进一步带动肌肉、脊椎和三骨的开展，而不是随意比手画脚做动作。

有效的呼吸可以提升代谢，也是最好的暖身。很多人以为呼吸只是鼻子和肺部的事情，但在我们XS女神操的动作中，应该**想象是用"肋骨"呼吸**、

才能使横膈膜、胸腔、背部、腹部到深层肌肉都积极参与瘦身活动！呼吸搭配上半身的伸展，也可增加横膈膜上下的幅度，扩大肺部容量，增加对心肺功能的训练。

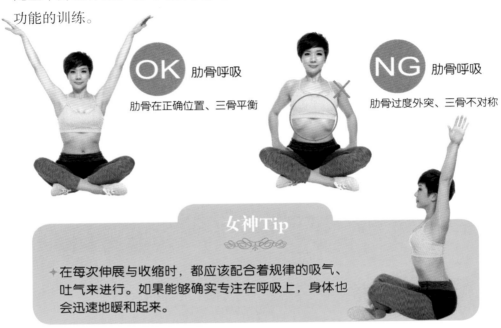

OK 肋骨呼吸

肋骨在正确位置、三骨平衡

NG 肋骨呼吸

肋骨过度外突、三骨不对称

女神Tip

◆ 在每次伸展与收缩时，都应该配合着规律的吸气、吐气来进行。如果能够确实专注在呼吸上，身体也会迅速地暖和起来。

3 不要拼命冲，该慢的时候就要确实慢下来

遇到快慢交替的动作时，一定要确实配合XS女神操的节奏，该快就快、该慢就要慢下来，**千万不要一心埋头苦干，只想着要用力冲。**

适时地减速停留，才能让大脑接受到"身体正在适当休息"的信息，不会紧急释放出要身体赶紧储存脂肪的压力荷尔蒙。认真执行"慢"的动作，也才能达到让肌肉群彻底伸展、加强肌肉力量训练的功能。

女神Tip

◆ 当需要慢下来的时候，请优雅地转换成慢速动作，或是在原本的位置上稍作停留，记得保持着快节奏的呼吸速度，不要因为慢下来就憋气忘了呼吸。
◆ 每一个快慢变化都是有意义的哦！一定要跟着DVD的甩肉节奏来运动！

4 角度对了，身型才会美

同样一个动作，会随着节奏逐渐加入不同方向和角度的变化，帮助我们把肌肉形状雕塑得更漂亮。在碰到融入芭蕾舞姿的动作时，尤其要特别注意**每次施力的"角度"**。

有不少人会利用健身房的重训器材来针对局部肌群作训练，但是那些器材毕竟大多是依照男性或西方人体型设计的，和我们亚洲女生重视的纤细线条不太一样，练了以后容易看起来太过粗壮。而XS女神操中许多芭蕾舞基础动作，不仅具有肌力训练的效果，还能**借由细微角度的扭转，扩大肌肉的可延展空间**，使身体线条更加修长精致。

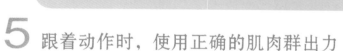

女神Tip

✦肌肉是可以被雕塑的！每个动作的运动方向，究竟是往内还是往外？角度是30度，45度，还是90度？确实按照每个动作的要求，才会让你练出理想的完美曲线喔！

5 跟着动作时，使用正确的肌肉群出力

据我的观察，很多女生在运动时，常常不太知道如何运用正确肌群，只是慌忙地跟着老师示范的动作胡乱比划。尤其是遇到抬手、提腿的动作，常常都是用力把手脚"甩"出去而已。这样不仅无法雕塑到恼人胖部位，也很可能会在运动中受伤。正确的动作，应该是每次动作的**力量都从身体内在核心肌群出发**，逐渐往身体四肢延伸出去。✱

女神Tip

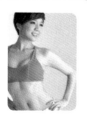

✦想象自己是位美丽的芭蕾舞者，做任何抬手和提腿的动作时，以全身的力量来带动姿势变化。保持BOX平衡，维持三骨平稳，使用正确的肌群，就能减少受伤机会。

✦每个女孩胸前都有颗美丽的钻石，现在试试看，不要耸肩，把肩膀下压，胸口是不是就能轻松挺出来了呢？

4

XS女神操
重点动作精解

★ 麻花卷手臂延伸

往旁延伸时，要想象是一种在卷麻花的方式，把手臂延伸出去。上手臂先往上打开，再将下手臂往下翻转。

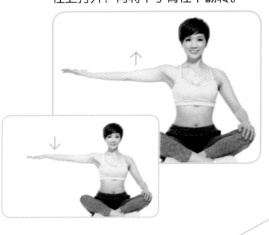

在开始运动之前，我想先带大家了解XS女神操会使用到的基础动作与延展身体的角度，学习如何正确地使用身体各部位施力，并将身体调整到正确的姿态。

如果不重视正确的姿势与角度，做错了不仅会受伤，还可能事倍功半锻炼不到想雕塑的部位，瘦下来的线条也不会漂亮！

★ 手臂

手臂往外延伸时，要从背阔肌开始用力，而不只是抬手、随意甩手。

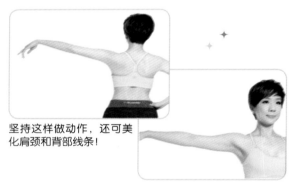

坚持这样做动作，还可美化肩颈和背部线条！

★ 肋骨

做动作时，一般人最容易忘记的就是肋骨位置了！正确的肋骨位置，可使横隔膜上下起伏的空间变大，增加肺部容纳氧气的空间。
肋骨不要过度外开或内收，才能让脊椎维持在自然曲线，动作时也才能保持平衡。

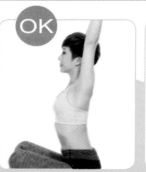

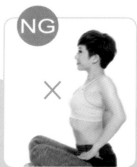

肋骨位置过度外开

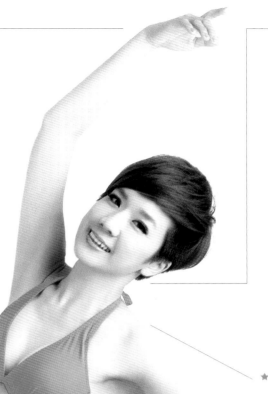

★ 下巴・颈椎

先伸直颈椎，让下巴自然地放松往下放。
下巴不要过度往上扬或往内缩，以免影响颈椎的伸展方向。

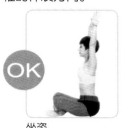

坐姿　　　　　站姿

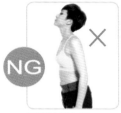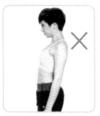

下巴过度上扬　　　　下巴过度内缩

★ 肩膀・肩胛骨

做手部动作时，要尽量把肩膀往后打开，试着把手臂往后夹。

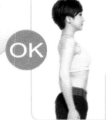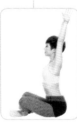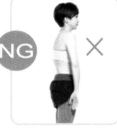

动作做对了，胸口的钻石就会自然地挺出来。

肩膀不应该倾斜，绝对不可以驼背，才不会练出大熊背和水牛肩。

★ 骨盆

保持腹部往上提的力量，尾椎骨自然朝下，用到腰部力量，延展腰部线条。
不可过度前倾或后倾。

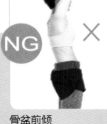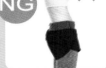

骨盆前倾　　　　骨盆后倾

★ 别忘记最重要的呼吸

每个动作，都要记得呼吸。而且都要用鼻子吸气、鼻子吐气。
往上延伸多是吸气。往下延伸、扭转时，则多半是吐气。

Breathing

★ 膝盖

脚弯曲时：膝盖跟脚尖要成一直线。内八或外八，膝盖容易受伤。

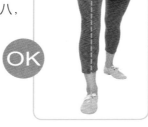
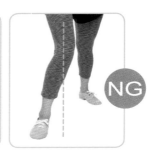

弓箭步时：膝盖不可超过脚尖，以免大腿过度用力，造成膝盖太大负担。

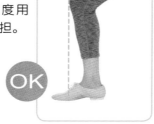
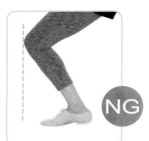

★ 跳跃也要用对方法！

跳跃落地时，双脚一定要先从脚尖着地，最后才是脚跟着地，并且保持膝盖柔软、适当弯曲不锁死，膝盖和脚踝才不容易受伤。

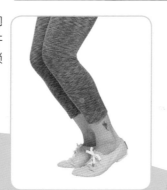

Jump

Motion

★ 可以光着脚丫运动吗

虽然是在家里运动，也不要懒得换上运动鞋喔！XS女神操的动作较多变化、节奏也有快有慢，因此建议准备一双芭蕾舞鞋、爵士舞鞋、比较软的慢跑鞋或运动鞋，保护你的双脚。双脚的跳跃和延展动作时，会使用到脚踝、脚趾、脚掌的肌肉，光着脚丫子容易造成脚掌和脚踝受伤，选一双适合的鞋子来分担身体的负担吧！

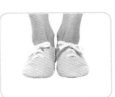

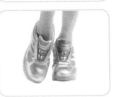

★ 芭蕾舞步伐

在XS女神操动作中，有许多伸展角度会使用到芭蕾舞的独特角度，需要特别注意几个基础的步伐位置：

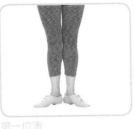

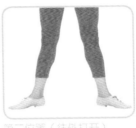

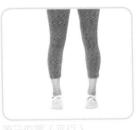

第一位置
双脚脚跟贴齐。不用勉强脚尖一定要打开到180度，大约跟骨盆的开度相同即可。

第二位置（往外打开）
不必刻意打开180度，以脚掌能够平贴在地面上为主。

第三位置（平行）
尽量把双脚伸直，脚板内缘保持平行，脚掌实踩在地板上。

★ 芭蕾舞者怎么伸腿

每个人的柔软度不同，不用勉强做到脚背下压的角度，只要把腿尽量往前延伸，并把脚尖轻轻点在地板上即可。

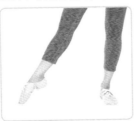

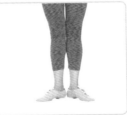

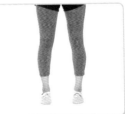

膝盖角度不同，训练到的肌肉群也是不同的！要准确跟着示范往内或往外转。

往外转Turn Out：训练臀大肌、臀中肌、深层臀部肌肉群。

往内转Turn In：训练腹部肌群、骨盆深层肌群。要感觉骨盆是正的，不要倾斜。

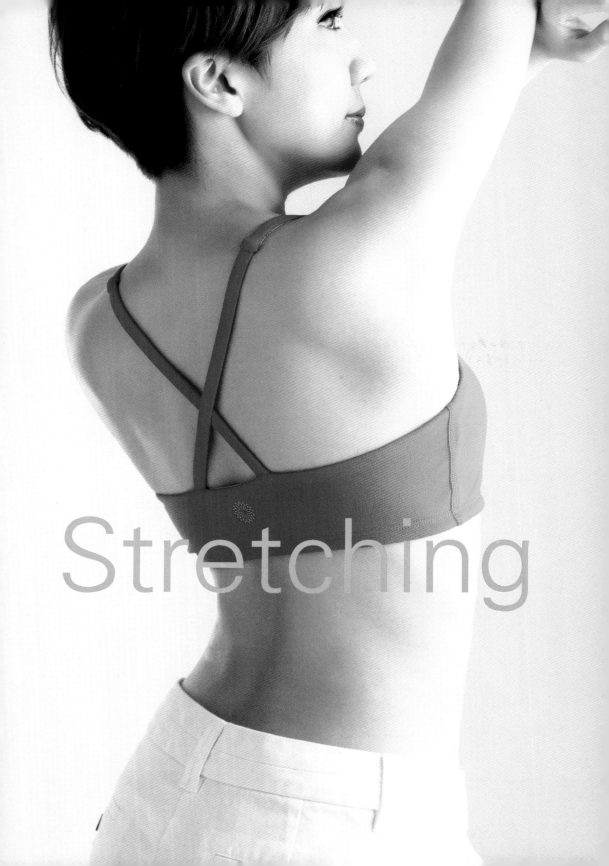

Stretching

Chapter 2

呼吸

优雅的削肉运动

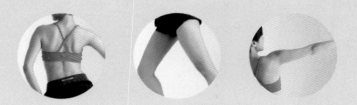

　　放下杂乱的思绪，利用XS女神操唤醒好久不曾锻炼的肌肉群，把维持美人体态的关键三骨带回正确的平衡位置上。在这段完全属于自己的时间里，专注地与身体对话。

　　其实"呼吸"就是让每个女人散发美丽光彩的秘密，感受通过"吸气"和"吐气"释放能量与放松身心的过程，把淤积的废物与坏情绪排出，并源源不绝地带入清新丰沛的活力。

1 天鹅的手臂

舞出双臂修长线条

变身指数	女神线条	练习节奏
★ ★ （最高为五颗星）	训练腹直肌、腹横肌等腹部肌肉群，雕塑肩膀、背部线条。同时增加脊椎柔软度、矫正歪斜的骨盆。	"慢→快" 慢：4拍吸气，4拍吐气。 快：2拍吸气，2拍吐气。

LuLu's
女神操示范

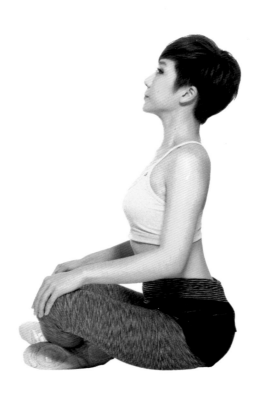

1 轻松盘腿坐，脊椎轻松打直，双手轻放腿上。吸气时，缓缓地向上展开胸大肌，骨盆稍微前倾。

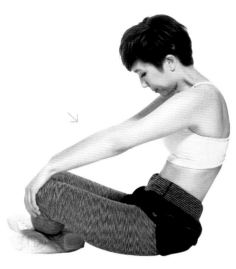

2／ 吐气时，缓缓将腹部向内收，背部向后拱起，骨盆稍微后倾。

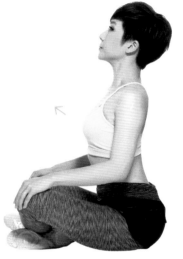

3／ 吸气，再次向前展开胸大肌，骨盆稍微前倾，回到1的姿势，继续练习。

女神Point

✦ 打开胸口时，想象有股动力像喷泉一样，从下腹部慢慢涌出。拱背时，则是有被人从腹部打一拳的肌肉内缩感觉。

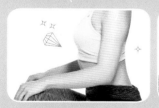

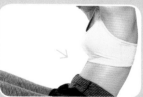

Stretching

2 天鹅的手臂 加强

练出美丽天鹅细臂

变身指数	女神线条	练习节奏
★★★	以上一个动作为基础，加入背阔肌、二头肌、三头肌的训练，使肩膀、背部、手臂线条变得更明显。	"慢→快" 慢：4拍吸气，4拍吐气。 快：2拍吸气，2拍吐气。

LuLu's
女神操示范

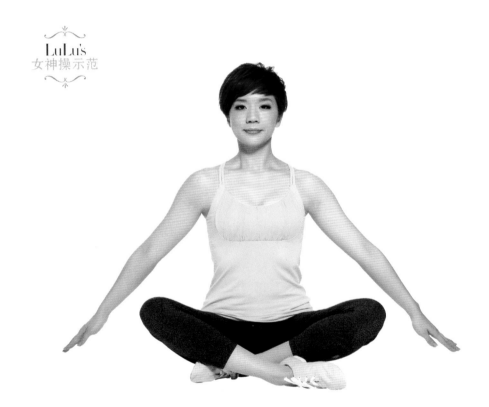

1 预备姿势，挺胸盘腿，双手在身体两旁手心朝下。

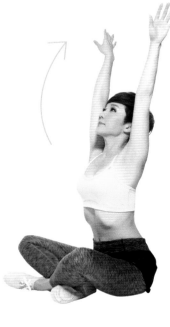

2／ 吸气，身体向上延展，带动双手向上举起延展，双手手心朝外。

3／ 吐气内收腹部时，双手手臂维持着力量，顺着原来的路径向下延展。

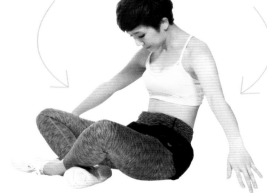

女神Point

+ 举手向上画的时候，肩膀是放松的状态，注意不要用力耸肩和驼背。
+ 手臂动作时（向上画与向下画），都要感觉力量是从背部出发。背部和上手臂会有略微酸紧的感觉。

Stretching

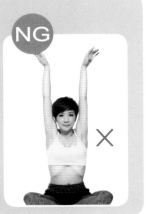

NG ✕

耸肩、肌肉僵硬

3 天鹅手臂扭转 进阶

轻松穿上细肩带

变身指数	女神线条	练习节奏
★★	训练腹外斜肌、腹内斜肌。加入扭转动作，同步雕塑背部和腰部曲线。	"慢→快" 慢：4拍吸气，4拍吐气。 快：2拍吸气，2拍吐气。

LuLu's
女神操示范

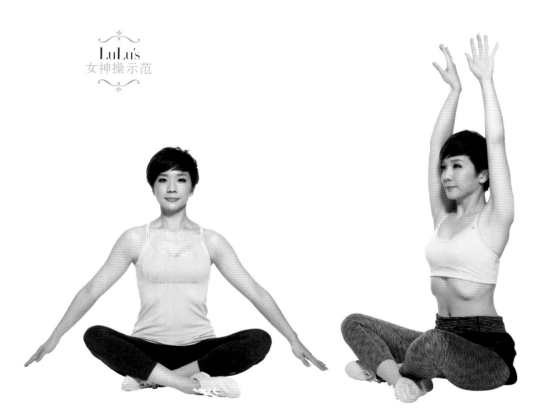

1 预备姿势，挺胸盘腿，双手在身体两旁手心朝下。

2 吸气，身体向上延展，带动双手向上延伸，双手手心朝下外。

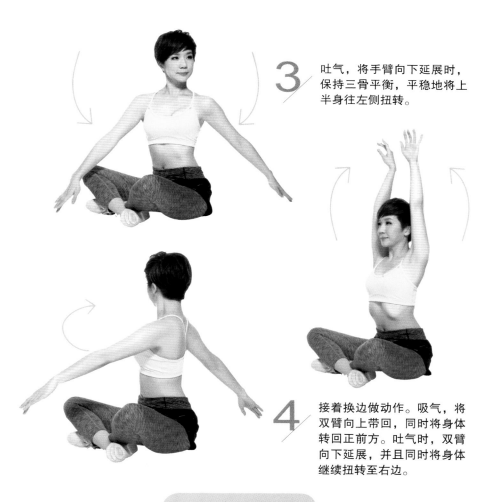

3 吐气，将手臂向下延展时，保持三骨平衡，平稳地将上半身往左侧扭转。

4 接着换边做动作。吸气，将双臂向上带回，同时将身体转回正前方。吐气时，双臂向下延展，并且同时将身体继续扭转至右边。

女神Point

✦ 做这个动作，身体要尽量维持BOX稳定，背要挺直，肩膀左右两边高低要一致，不可驼背、肩膀倾斜。
✦ 扭转时运用腰部的力气。转到不能再转的地方就停止，不要过度勉强。

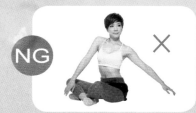

肩膀歪斜不平行

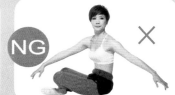

驼背、手随意挥

4 纤腿拉臂伸展

〜 打造名模骨感身材

变身指数	女神线条	练习节奏
★ ★ ★	锻炼背阔肌、二头肌、三头肌。稳定臀中肌、大腿内收肌群，并延展腿后肌群，使腿部线条更加纤长。	"快节奏" 快：2拍吸气，2拍吐气。

LuLu's
女神操示范

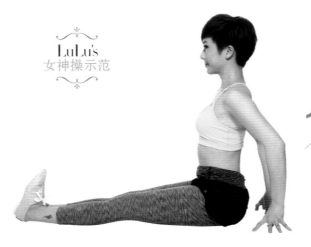

1 （预备动作）将双手放在臀部外后方撑住地面，保持背部自然挺直。双脚微微打开，往前延伸，脚尖朝上勾起。

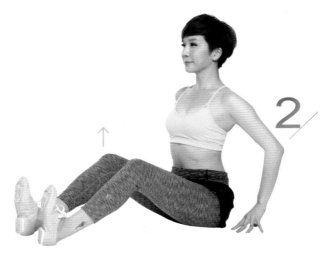

2 将膝盖微微弯曲，其他部位则尽可能维持原本的姿势。

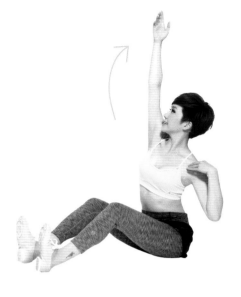

3 　吸气时，将右手臂向上方伸直延伸，左手弯曲，指尖轻搭在左肩上，并将视线朝向右上方，凝视右手掌心延伸的方向。

4 　吐气时，换边动作。将左手臂向上方伸直延伸，右手弯曲指尖轻搭在右肩上，视线朝向左上方，凝视左手掌心延伸的方向。

女神Point

✦ 左右手臂交替向上延伸时，会感觉上半身的侧边肌群被拉长。

✦ 尽量把背部挺直、膝盖微弯、脚尖勾起朝向天花板。无法做到的人，膝盖可再弯曲一些，但要注意稳住膝盖不晃动。

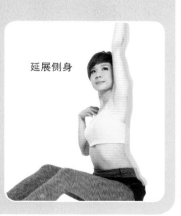

延展侧身

5 萝卜掰掰拉腿操

拥有夏天无敌美腿

变身指数	女神线条	练习节奏
★ ★ ★ ★	训练大腿内收肌群、背部肌肉群，延展小腿腓肠肌，消除萝卜腿线条。	"慢→快→慢→快" 慢：4拍吸气，4拍吐气。 快：2拍吸气，2拍吐气。

LuLu's
女神操示范

1 以臀部贴地、屈腿内收、脚掌相贴的轻松坐姿作为预备动作。（以双手抓住两脚脚踝，辅助脚掌相贴）

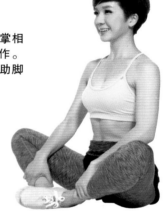

2 将双手放在臀部斜后方，撑住地面，并深吸一口气，两脚跟并拢相贴、两腿膝盖往外打开Turn Out，准备向前出发。

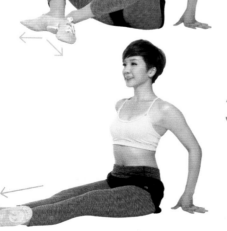

3 吐气，以脚跟带动整条腿，慢慢将双腿往前伸直，同步将脚尖向外勾起。腿伸到最直时，脚尖也勾到最顶端。

4 将注意力放在脚掌上，维持脚跟并拢相贴。吸气，将脚背向
下压；吐气时，将脚尖向上勾起。

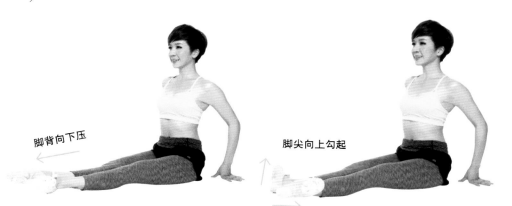

脚背向下压

脚尖向上勾起

5 维持脚跟贴拢、向外打开Turn
Out的姿势，吸气时，将两腿向
身体方向收回，回到2的位置。

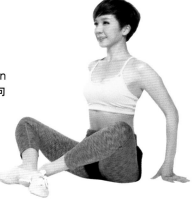

女神Point

+ 全程背部都要挺直，不可驼背，记得缩
  小腹。
+ 伸腿与收腿的过程中，把注意力放在脚
  跟上，以脚跟来带动作。
+ 两个腿尖外开的角度、向上勾的程度依
  自己的能力决定，不用勉强打得太开。

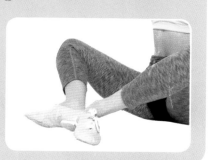

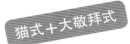

6 打造猫儿优雅腰线

猫式＋大敬拜式

〜 虎背熊腰救星

变身指数	女神线条	练习节奏
★ ★ ★ ★	训练背阔肌、臀大肌、腹部肌群、腿后肌群，将背部和腰臀的性感线条修饰得更加立体。	"慢→快→慢→快" 慢：8拍吸气，8拍吐气。 快：2拍吸气，2拍吐气。

LuLu's
女神操示范

1 双脚打开与骨盆同宽，面地跪姿，脚背贴地。双手与肩同宽、手肘打直，但不要过度僵硬锁死肘关节，手掌朝前方平贴地板。

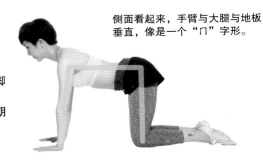

侧面看起来，手臂与大腿与地板垂直，像是一个"Π"字形。

2 吸气时，背部延展，感觉力量沿着脊椎，由尾骨→下背→中背→上背→颈部→头部，一节节慢慢下沉延伸。头部自然地跟着延伸的速度缓缓抬起，双眼看正前方。

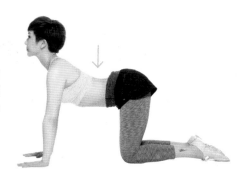

3 吐气时，脊椎慢慢往上拱起，肚脐往内收，顺序也是力量沿着脊椎，由尾骨→下背→中背→上背→颈部→头部，一节节往内收起。头部向下放松，使下巴靠近锁骨。

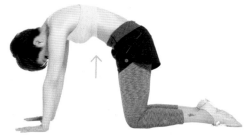

4 吸气回正，眼睛保持看着地板，脚尖慢慢踮起、膝盖离地，准备起身。

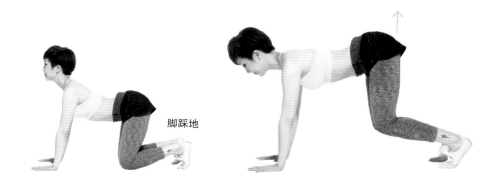

脚踩地

5 吐气时，把尾椎往天花板方向推高，膝盖伸直，脚后跟尽量能够踩到地面。背部尽量打直，感觉背部肌肉延展拉长。

女神Point

✦ 若感到动作困难者，可以让脚后跟离地、膝盖稍微弯曲，以让背部打直为准。

✦ 双脚要记得保持平行。

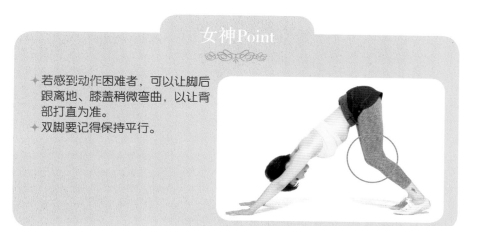

7 芭蕾翘臀美人踮脚

◇ 翘臀水蜜桃

变身指数	女神线条	练习节奏
★ ★ ★ ★	紧实大腿内侧肌群、臀大肌，使臀部挺翘浑圆不下垂。训练下半身的稳定性，让骨盆周边肌肉紧实。	"慢节奏" 慢：4拍吸气，4拍吐气。

LuLu's
女神操示范

1 双手叉腰站姿。两脚跟贴紧，将脚尖和膝盖向外打开Turn Out、臀部向内夹紧。

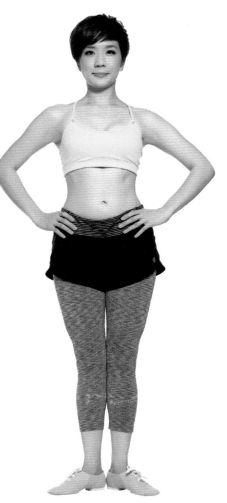

2 吸气，双脚维持Turn Out姿势，运用大腿内侧力气，慢慢将脚尖往上踮起。

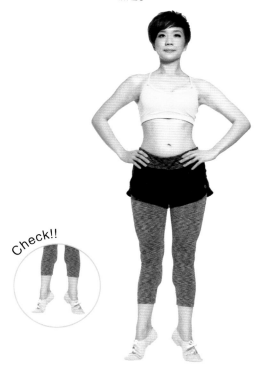

Check!!

3 吐气，慢慢向下回到脚跟贴地的1位置。膝盖和臀部向内夹紧。

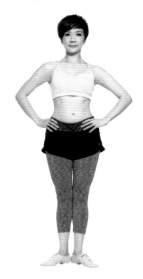

女神Point

✦过程中都要尽量夹紧臀部、脚跟贴紧。脚尖不一定要打开到180度，依个人能力即可。

✦踮起时，不可将身体往前倾、过度外开肋骨或将臀部放松往后翻。

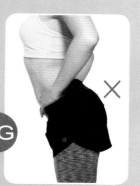

NG

重心往前、骨盆向前倾

Stretching

8 摆动练出XS曲线

∽ 练出水蛇腰

变身指数	女神线条	练习节奏
★ ★ ★	延展整个上、中、下背部肌群，并加强腰腹肌、手臂与大腿肌群的训练。	"快节奏" 快：2拍吸气，2拍吐气。

LuLu's
女神操示范

1 将双手往上延伸、两手大拇指交扣，腿部微微前弯但不要超过脚尖。

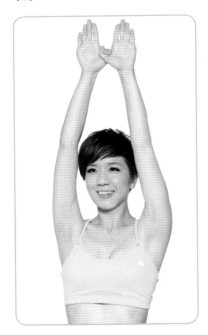

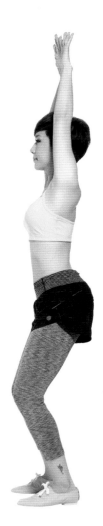

吸气时，小腹收、腰往前挺，将骨盆向后推、上半身往后倒，感觉到胸口整个打开伸展。

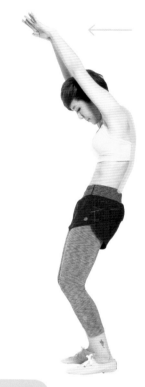 吐气时，将骨盆向前收起，胸口内收、背微微拱起，感觉脊椎放松。手部自然往前摆动。

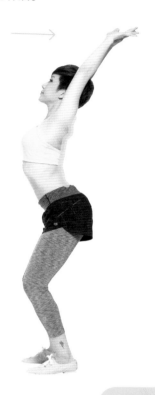

女神Point

+ 动作重点在于"脊椎"的前后摆动与伸展，而不是膝盖弯曲、伸直，或者双手的前、后摆动。
+ 在DVD中，是将8"摆动练出XS曲线"和9"塑出诱人美背线条"融合为一组动作来练习。

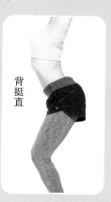

背挺直

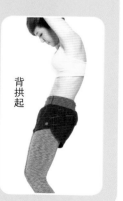

背拱起

Stretching

9 塑出诱人美背线条

◎ 拥有超美型背影

变身指数	女神线条	练习节奏
★ ★ ★	雕塑腿后侧肌群，放松颈部，平衡脊椎两侧的肌肉群。同时伸展脊椎，增加上半身的柔软度。	"慢节奏" 慢：8拍吸气，8拍吐气。

LuLu's
女神操示范

1 （预备）双脚打开时与骨盆同宽保持平行，背打直，眼睛平视前方。

2 吸气时，将双手缓缓向上举起过耳后，身体往后上方延伸，背部挺直。

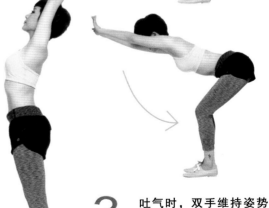

3 吐气时，双手维持姿势不变，以双腿的力量带动上半身向前弯。双腿与肩同宽，膝盖微弯。

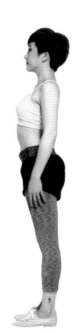

4 下弯时，膝盖微蹲，腹部尽量贴膝盖，双手尽量贴在地板上。此时腰部是放松、不紧绷的，背部自然放松。

5 吸气时，以腿部和肩胛骨的力量带动身体往上，回到一开始1的预备位置。

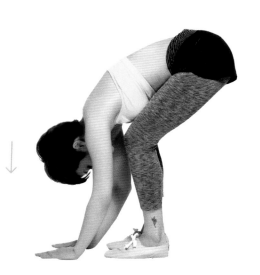

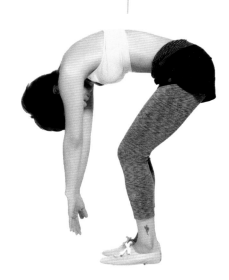

女神Point

✦ 动作的时候，双腿皆保持平行，与骨盆同宽。
✦ 手举高的时候，注意肩膀要放松，不耸肩僵硬。

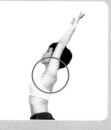

Stretching

✦ 主要的力量是从腹部和骨盆出发，不是在胸口或脊椎。

10 甩掉大腿马鞍袋

从此告别粗短腿

变身指数	女神线条	练习节奏
★★★ ★★	训练大腿内收肌群、臀肌，同步美化下背与腹部肌群。紧实腿部两侧的线条，让腿看起来更加纤细。	"快节奏" 快：2拍吸气，2拍吐气。

LuLu's
女神操示范

1 双手叉腰，双脚并拢。注意挺胸背打直、小腹收起。

2 吸气，将右大腿向前抬至与骨盆同高度，膝盖和小腿成90度直角。

3 吐气时，以膝盖带动脚部动作，右大腿平行向身体右侧移动打开。

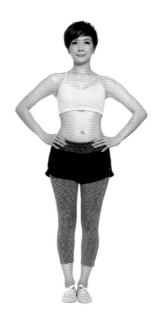

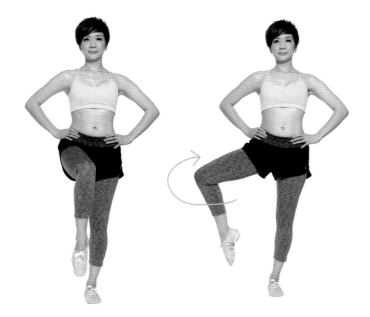

4 吸气，将右大腿带回身体正前方，吐气，放下脚回到1姿势。

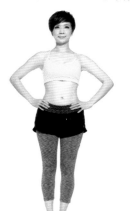

5 换左脚动作。保持膝盖和小腿成90度直角。

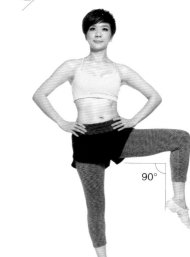

90°

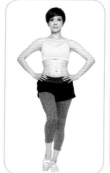 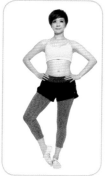

硬骨头版

不必将大腿抬离地面，踮起脚尖即可，以膝盖带动正面与侧面的提腿旋转动作。

柔软度UP

感觉轻松的人，可搭配双手的往上延伸动作，加强训练腹部核心肌群。

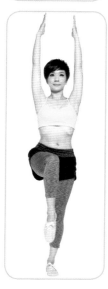 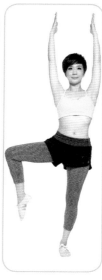

女神Point

✦ 刚开始练习时，不用勉强把腿抬高，最重要的是在动作时维持三骨的平衡状态。

✦ 在腿部的移动过程中，保持重心，稳定住膝盖的平行移动轨迹，不要忽上忽下摇摆。

11 练出迷人侧腰身

打造修长纵向线条

变身指数	女神线条	练习节奏
★★★★	转动骨盆和腰部，搭配手脚伸展，同时锻炼腹斜肌群、胸大肌、大腿内收肌群、臀部肌群。	"慢→快→慢→快" 慢：4拍吸气，4拍吐气。 快：2拍吸气，2拍吐气。

LuLu's
女神操示范

1 双手叉腰，双脚并拢。注意挺胸背打直、小腹收起。

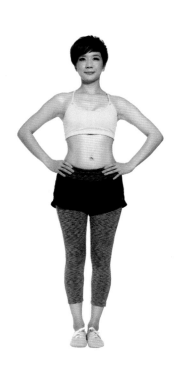

2 吸气，双手向上伸直延展，右脚尖沿着左小腿上提，脚尖尽量与左脚膝盖并拢。上半身向右方转45度。重心在左脚。

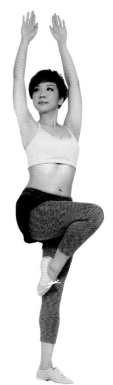

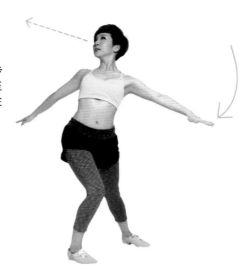

3／ 吐气，右脚往右前方跨出步伐，将重心由原本的左脚移至右脚，膝盖微蹲。双手顺势往下延展，眼睛看向右上方。

4／ 吸气，换左腿提起动作，重心维持在右脚，左脚尖尽量与右脚膝盖并拢。

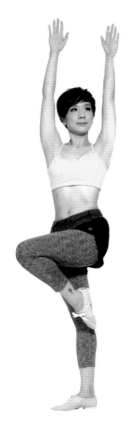

5／ 吐气，左脚往左前方跨出步伐，将重心由原本的右脚移至左脚，膝盖微蹲。双手顺势往下画，眼睛看向左上方。

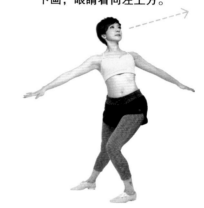

女神Point

✦ 踏出步伐时，两个脚底板保持平行，下盘不晃动，而是扭转上半身，所以侧腰会有被延伸的感觉。

✦ 膝盖弯曲时，不要超过脚尖。

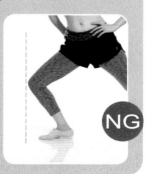

NG

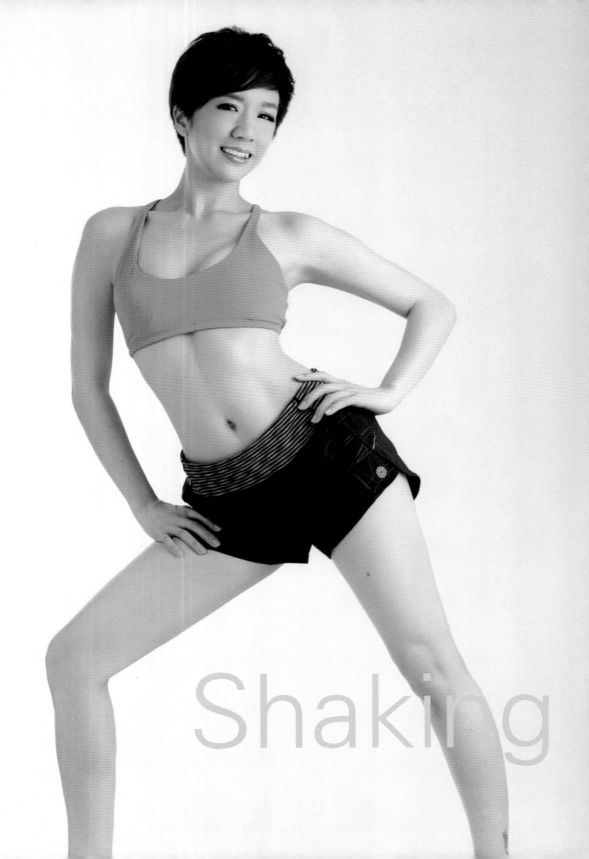

Shaking

Chapter 3

快瘦XS女神操第二阶段

燃脂

动起来，甩出你要的黄金比例

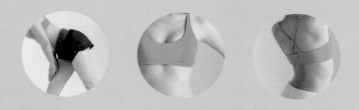

当心跳速度加快，肌肉温度逐渐升高，代表身体已经获得充分的能量，准备好彻底燃烧囤积在身上的坏脂肪了！随着"慢→快→慢"甩肉节奏，尽情享受汗水淋漓的燃脂快感。

记得哟，不只身体变轻盈，同时要让心情也"无重力"。如果喘不过气、感觉疲累，随时都可以停下来稍微休息。你会发现，当你再一次启动身体时，表现得比刚刚更好了！

1 左右摇摆打造窄身线条

∽ 消灭体侧的凸出赘肉

变身指数	女神线条	练习节奏
★★★ （最高为五颗星）	训练背部肌群、胸大肌、腰部肌群、大腿肌群。让腰部两侧的弧形更加明显，消除大腿外侧的肥肉马鞍袋。	"快→慢→快→慢" 快：1吸气，1吐气。 慢：8拍吸气，8拍吐气。

LuLu's
女神操示范

Check!!

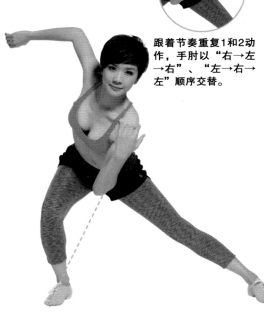

跟着节奏重复1和2动作，手肘以"右→左→右"、"左→右→左"顺序交替。

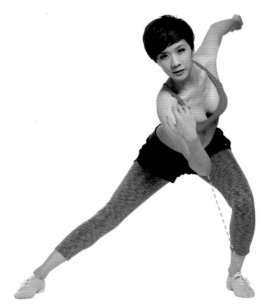

1 吸气，左腿弯曲、右腿伸直，将重心放在左腿上，上半身向前微俯。右手以手肘带动向前摆动（右手肘指向左脚脚尖），左手自然向后方摆动。

2 吐气，换右腿弯曲、左腿伸直，将重心换到右腿，上半身保持向前微俯。

3 将双臂展开为一直线。左腿弯曲，将胸口扭转向左边打开，顺势将双手带至身体中间，右手在下，左手在上。

4 换边伸展，右腿弯曲，将胸口扭转向右边打开，顺势将双手带至身体中间，左手在下，右手在上。

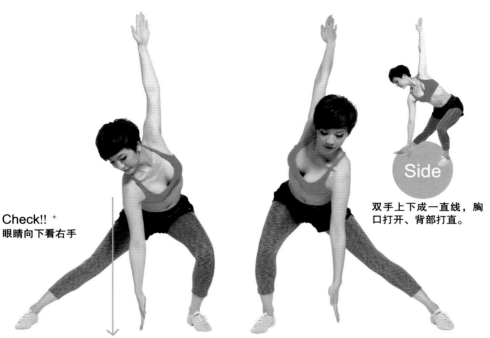

Side

双手上下成一直线，胸口打开、背部打直。

Check!! ✦
眼睛向下看右手

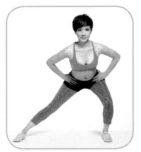 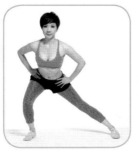

硬骨头版

如果一开始抓不稳重心，可先双手叉腰，练习交替屈腿和变换重心的方式。

女神Point

✦ 每一次左右重心交换时，要同时搭配吸气、吐气的交替。
✦ 动作的重点在上半身扭转和重心推移，而不是挥动手臂。
✦ 注意双脚平行、膝盖弯曲对齐脚尖（不可超过）、三骨维持平衡状态。

深蹲跳狂甩肥肉

～ 加强脂肪快速燃烧

变身指数	女神线条	练习节奏
★ ★ ★ ★ ★	消耗身体多余的热量，加强代谢，同时训练三骨稳定度、锻炼核心肌群与大腿内侧肌群。	"快节奏" 快：1拍吸气，1拍吐气。 中场休息：深呼吸8拍。

LuLu's
女神操示范

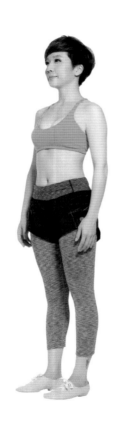

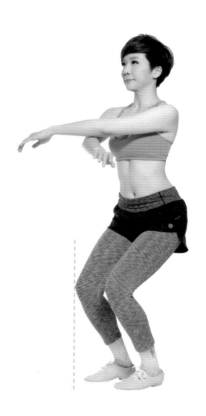

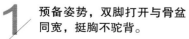

1 预备姿势，双脚打开与骨盆同宽，挺胸不驼背。

2 吸气，缓缓屈膝微蹲（注意膝盖不要超过脚尖），双手在胸口前方交叉，做跳跃动作的预备。

3 吐气，肚子和腿部施力，双腿伸直轻身跃起，并将双手向身体斜后方伸展。

4 吸气，以双脚脚尖着地。注意膝盖要顺势微蹲，保持柔软、不锁死。

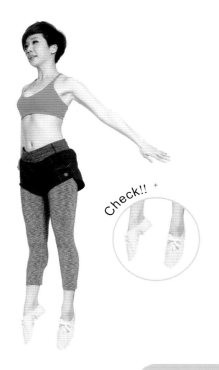

Check!!

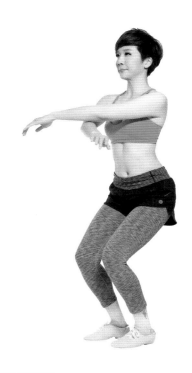

女神Point

- ✦ 跟着DVD里的快节奏动作时，可以双手叉腰帮助稳定重心。跟着音乐，以"右右右正"、"左左左正"的节奏跳跃。
- ✦ 着地时，切记一定要脚尖先着地，保持两腿平行、膝盖柔软、膝盖弯曲角度不超过脚尖，才不会到伤腰部和膝盖。
- ✦ 肌力不足的人，不用勉强跳太高。跳起时同步腹部内收用力，以核心肌群的力量来帮忙。

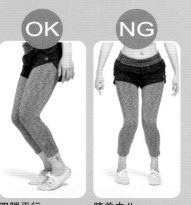

OK　　NG

双腿平行　　膝盖内八

3 狠踢大腿陈年脂肪

练出笔直细长腿

变身指数	女神线条	练习节奏
★★★	雕塑腿部和下背部的线条，训练臀大肌、延展腿后侧肌群，让腿部的曲线看起来纤细修长。	"慢→快→慢→快" 慢：2拍吸气，2拍吐气。 快：1拍吸气，1拍吐气。

LuLu's
女神操示范

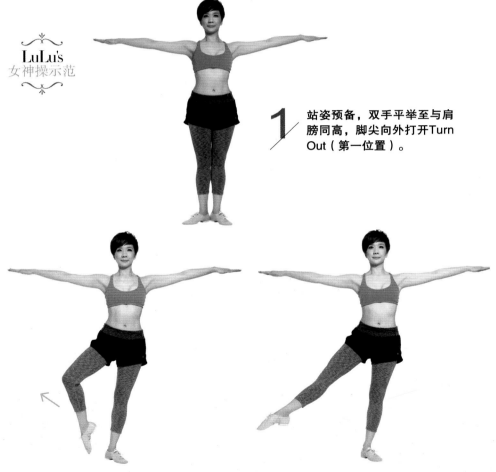

1 站姿预备，双手平举至与肩膀同高，脚尖向外打开Turn Out（第一位置）。

2 吸气，以大腿肌群的力量将右腿向右前方提起。注意背打直、保持三骨BOX平衡。

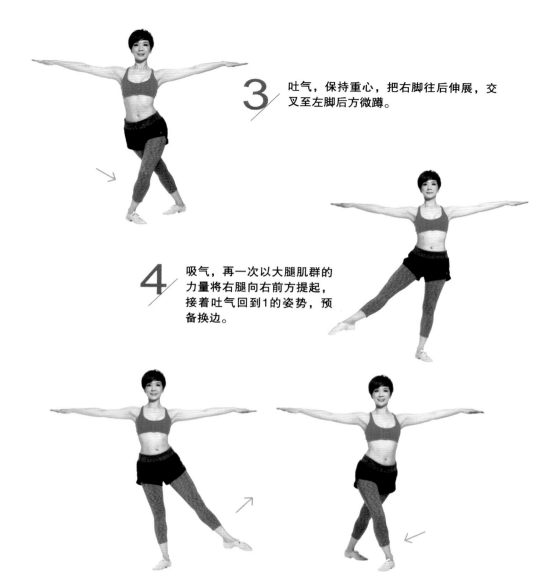

3　吐气，保持重心，把右脚往后伸展，交叉至左脚后方微蹲。

4　吸气，再一次以大腿肌群的力量将右腿向右前方提起，接着吐气回到1的姿势，预备换边。

5　吸气换边，提起左脚向左前方抬起，接着交叉至右脚后方微蹲，再回到1姿势继续练习。

女神Point

✦ 腿部不用抬得很高，按照自己可以做到的高度即可。动作时，感觉像是用"提起"的抬腿延伸力量，而不是随意将腿"甩出去"。

✦ 注意维持双手平衡，不要上下甩动。重心落在双腿之间不变动。

大蹲拥抱好身材

告别灰熊背和水牛肩

变身指数	女神线条	练习节奏
★ ★ ★	美化背部、腰腹和手臂线条，消除上背赘肉，改善弯腰驼背造成的肌肉紧绷。	"慢→快→慢→快" 慢：4拍吸气，4拍吐气。 快：2拍吸气，2拍吐气。

LuLu's
女神操示范

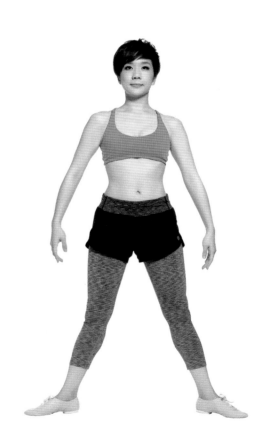

1 站姿预备，双腿张开约肩膀两倍宽，脚尖朝外打开Turn Out（第二位置），挺胸不驼背。

2 深吸一口气，胸口打开，双手向上
画一个大圆弧，在头顶上方交叉。

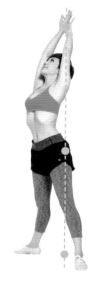

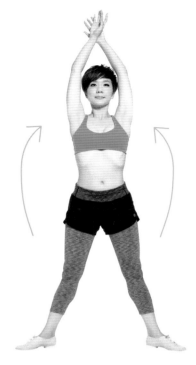

Side

身体保持一直线

3 吐气，双腿蹲，上半身向下弯，双手顺势向下画大圆弧，交
叉于双腿膝盖之间。

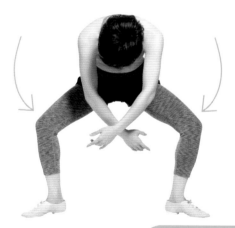

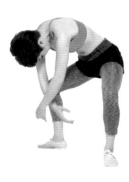

Side

拱背腹部收，像是被
人从腹部打一拳的肌
肉内缩感觉。

女神Point

✦ 动作时，膝盖弯曲对齐脚尖方向，保持重心稳定。

✦ 拱背下弯时运用背部肌群的力量，腹部收起，骨盆保持平衡不歪斜，臀部不
要往后撅起。

5 侧身狠甩腰腹游泳圈

练出极致窄版身型

变身指数	女神线条	练习节奏
★★★★	消除背部和上臂赘肉，拉长延展侧腰身，丢掉多余的腰腹游泳圈脂肪。	"慢→快→慢→快" 慢：4拍吸气，4拍吐气。 快：2拍吸气，2拍吐气。

LuLu's
女神操示范

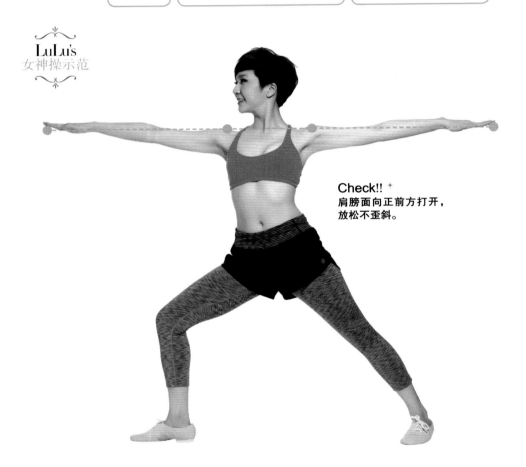

Check!!
肩膀面向正前方打开，
放松不歪斜。

1 双手平举，向身体两旁打开延伸，双脚打开约自己一只腿的距离，右脚膝盖弯曲90度，左脚尽量延展伸直。背部打直，眼睛往右手延伸出去的方向看。

2／ 吸气，双手向上延展交叉于头顶，身体微微向左边躺，胸口和眼睛朝着右上方看。

3／ 吐气，双手向下延展，交叉于腰后方，身体换边向右躺，将头与胸口转向左上方天花板。

Check!! ⁺
跟着DVD，以"慢→快→慢→快"节奏练习过后，换左脚弯曲再练习一次。

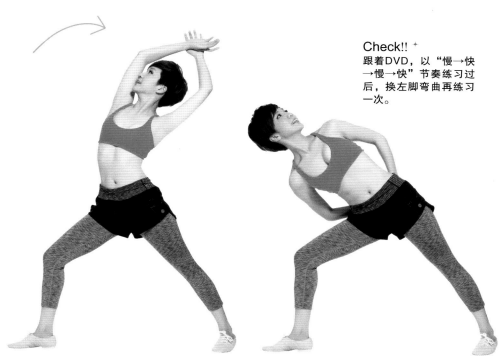

女神Point

✦ 吸气与吐气时，保持腿部重心稳定不摇晃，上半身打直，不前倾或是后斜。

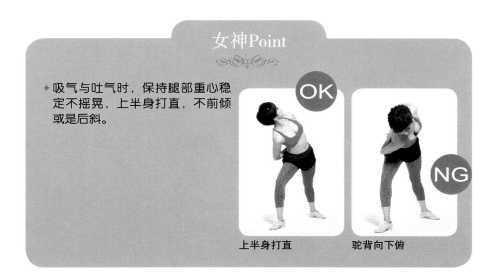

OK　　上半身打直

NG　　驼背向下俯

6 打造无敌侧身美线 小踢腿

～一次甩掉L号陈年肥肉

变身指数	女神线条	练习节奏
★★★	加强心肺功能，提高代谢率，同时增加腹斜肌、臀大肌的训练，紧实体侧线条。	"快节奏" 快：1拍吸气，1拍吐气。

LuLu's
女神操示范

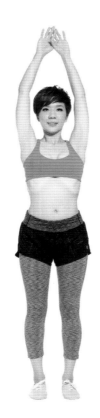

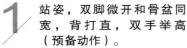

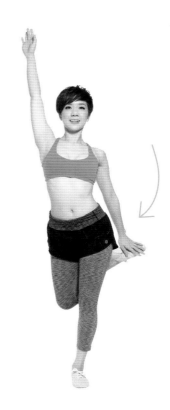

1 站姿，双脚微开和骨盆同宽，背打直，双手举高（预备动作）。

2 右小腿向左后方踢高，左手向下延伸，尽量摸到右脚底板。右手保持在上方，保持身体三骨BOX平稳。

3 吸气和吐气交替时，换边动作。左小腿踢，右手向下摸到左脚底板。

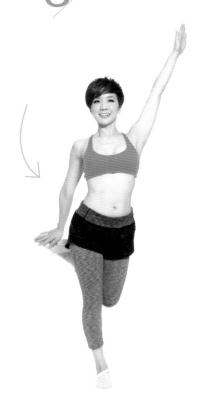
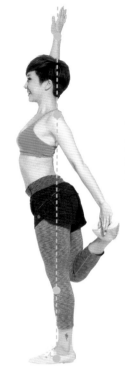

Side

保持重心平衡，上半身不前后摆动或倾斜，专注在腰部扭转与双脚后踢的力量。

女神Point

+ 跟着DVD练习时，若觉得速度太快有点吃力跟不上，可以自己放慢速度练习，但注意动作一定要准确，手要尽量摸到脚底板。
+ 动作时依然保持三骨BOX平衡，不可歪斜。

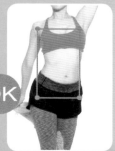

OK

三骨平衡

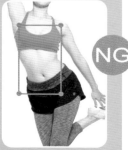

NG

三骨歪斜

7 蹲站拉出玲珑美型

击退大腿赘肉潜艇堡

变身指数	女神线条	练习节奏
★ ★ ★ ★ ★	消除大腿内外侧赘肉，锻炼臀腿连接处肌肉，使腿部线条看起来更纤细修长。	"慢→快→慢→快" 慢：4拍吸气，4拍吐气。 快：2拍吸气，2拍吐气。

LuLu's
女神操示范

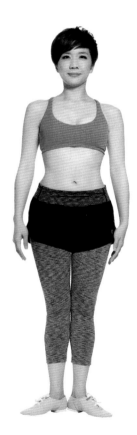

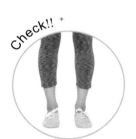

Check!!

硬骨头或扁平足者，双脚可以微微打开。

1 自然站姿，挺胸背打直。脚跟并拢，脚尖和膝盖打开Turn Out (第一位置)。深吸一口气，双腿准备蹲下。

2／ 吐气，保持双脚脚尖打开的Turn Out姿势向下蹲，脚尖踮起，双手向前撑在地面上。

3／ 吸气，将腿慢慢打直，头跟脖子放松向内看着膝盖。接着再吐气向下蹲，回到2的动作反复练习。

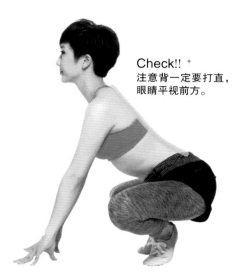

Check!! ⁺
注意背一定要打直，眼睛平视前方。

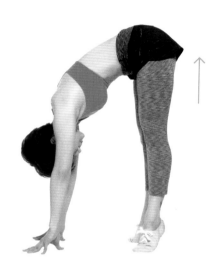

女神Point

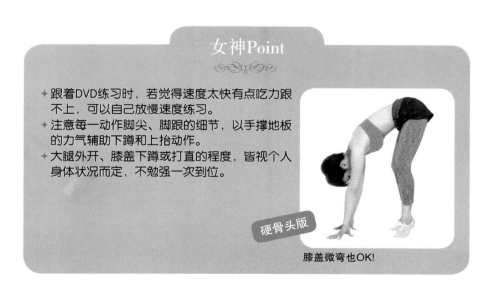

✦ 跟着DVD练习时，若觉得速度太快有点吃力跟不上，可以自己放慢速度练习。
✦ 注意每一动作脚尖、脚跟的细节，以手撑地板的力气辅助下蹲和上抬动作。
✦ 大腿外开、膝盖下蹲或打直的程度，皆视个人身体状况而定，不勉强一次到位。

硬骨头版

膝盖微弯也OK!

8 下犬伸展不怕有萝卜

告别水肿小象腿

变身指数	女神线条	练习节奏
★★★	一次强化腿后侧肌群、背部肌群、手臂肌群，改善腿部的淋巴循环，有效消除水肿。	"慢→快→慢→快" 慢：4拍吸气，4拍吐气。 快：2拍吸气，2拍吐气。

LuLu's
女神操示范

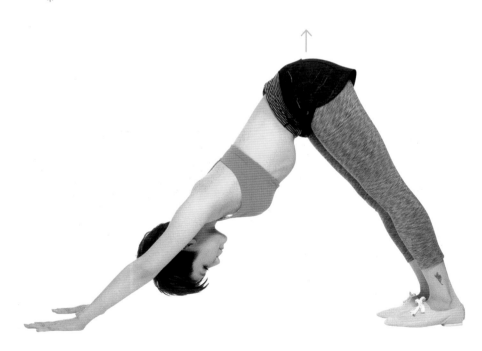

↑

1 以下犬式为预备动作。双脚与骨盆同宽保持平行，双手撑地，吐气，将尾椎往天花板方向推高，背部尽量延展打直。膝盖尽量伸直，脚后跟踩在地面上。

2／ 吸气，双脚往上踮起；吐气，将左脚跟向下紧贴地板，右脚膝盖往前弯曲。此时会有左脚后侧的小腿肚被拉长、微微酸痛的感觉。

3／ 吸气，再一次双脚往上踮起；吐气，换脚交替动作。

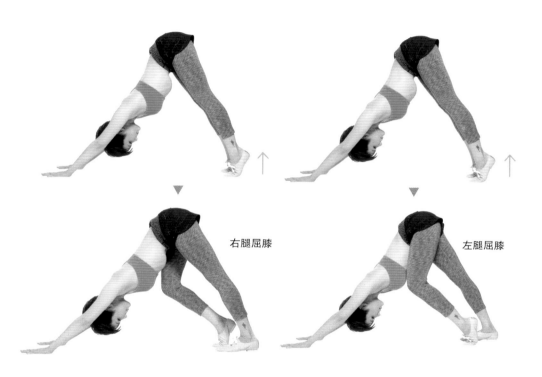

右腿屈膝

左腿屈膝

女神Point

+ 若感到动作困难者，可以让膝盖稍微弯曲，会比较轻松，注意背部打直不驼背。
+ 动作过程中保持重心稳定、双脚平行。

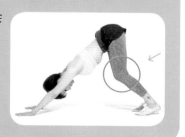

撑地提臀练出小蜜桃

练出诱人浑圆小翘臀

变身指数	女神线条	练习节奏
★ ★ ★ ★	紧实臀大肌、股四头肌，使臀部线条更挺翘，塑造出蜜桃形状的漂亮臀部。	"慢→快→慢→快" 慢：4拍吸气，4拍吐气。 快：2拍吸气，2拍吐气。

LuLu's
女神操示范

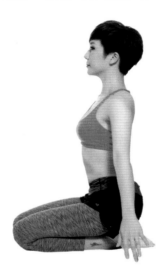

1 吸气，跪坐姿，上半身背脊挺直，臀部自然地坐在双腿上。

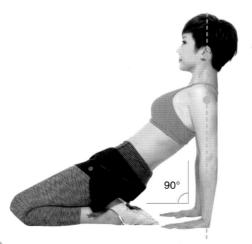

2 吐气，上半身向后倾斜，双手向后撑地，手掌贴地、指尖朝前方。耳朵、肩膀、手肘、手腕成一直线。

90°

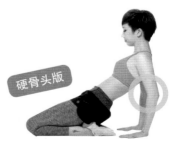

硬骨头版

若是肌耐力不够的人，手肘可以微弯。

064

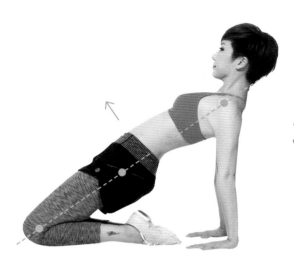

3 吸气，以腹部和后腰的力量将臀部向上抬起，臀部向内夹紧。保持3~5次呼吸。

4 吐气，缓缓放下臀部，回到2的姿势，继续练习。

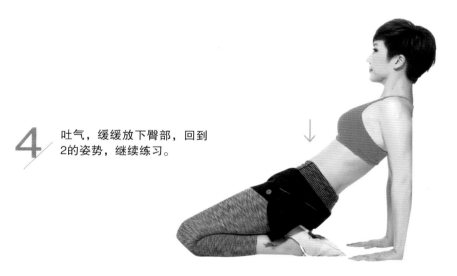

女神Point

✦ 比起在意臀部抬起的高度，更要注意臀部夹紧的程度。
✦ 提起臀部时，注意身体打直，并不是只是把肚子凸出而已，而是胸部、肚子和臀部整体一起上提。

10 后背夹臂蝴蝶袖再见

紧实上手臂与后背赘肉

变身指数	女神线条	练习节奏
★★★	训练平时不易用到的二头肌、三头肌、菱形肌及上背肌群，使上背和手臂的线条更加利落纤长。	"慢→快→慢→快" 慢：2拍吸气，2拍吐气。 快：1拍吸气，1拍吐气。

LuLu's
女神操示范

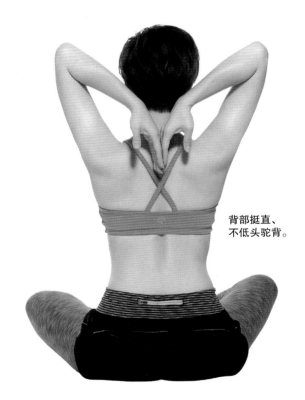

背部挺直、
不低头驼背。

1 自然盘腿坐姿，两边臀部坐定贴地，身体不歪斜。吸气，双手向上伸展（超过耳后），前臂向下弯曲，手指在脖子后方相贴。

2 吐气，以手肘带动双手上臂用力向内，感觉肩胛骨往内收，手背相贴，注意不要驼背。

3 吸气放松，回到1的位置，跟着节奏继续练习。

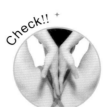

Check!!

手背相贴

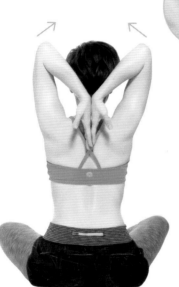

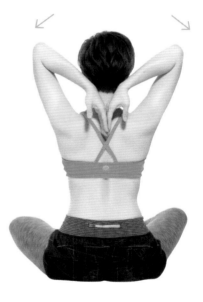

女神Point

✦ 若肩胛骨生硬、柔软度较差，两个手背无法完全碰到时，只要保持手指贴住就好，但一定要有手肘内收的感觉。

✦ 动作过程中注意胸口打开、腹部收，特别留意上臂和手肘位置。

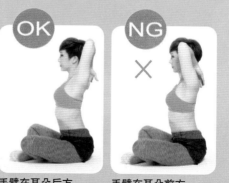

OK 手臂在耳朵后方　　NG 手臂在耳朵前方

11 踩出平板马甲腹

消除小腹的顽固赘肉

变身指数	女神线条	练习节奏
★★★✦	加强腹肌、大腿肌、髂腰肌的训练，使小腹变得平坦，大腿内侧紧实度提高。	"慢→快→慢→快" 慢：2拍吸气，2拍吐气。 快：1拍吸气，1拍吐气。

LuLu's
女神操示范

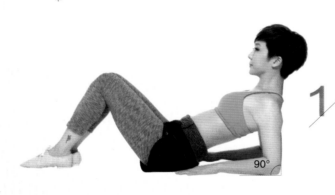

1 半躺在地板上，保持肩膀和脖子放松，脊椎打直不要让腹部掉下来。将手肘撑在肩膀下方，与地面成90度垂直。双腿弯曲、膝盖并拢。

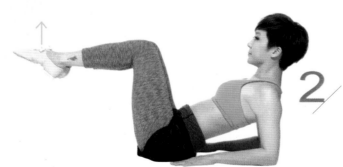

2 保持腹部用力，深吸一口气，将双脚同时向上抬，小腿与地板平行。

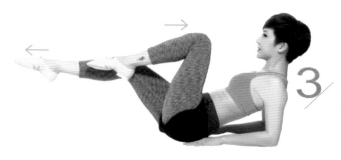

3 吐气，将右脚往前踩，左脚往身体方向收起，像在空中踩脚踏车一样。注意肚子用力不要掉下去。

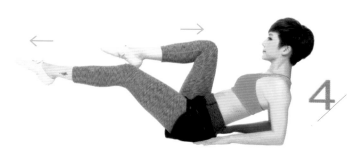

4 吸气，换边动作，左脚往前踩，右脚往身体方向收。重复练习3、4步骤。

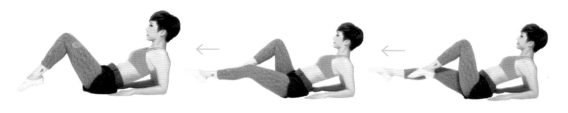

硬骨头版 抬起双脚时，如果觉得腹部无力而难以举起，或是感到腰背酸痛无法负荷，可将脚的高度放低。

女神Point

◆ 双腿保持平行勿太开，想象把力量全部集中在腹部上撑住。
◆ 跟着DVD练习时，若觉得加快版的动作速度太快跟不上时，可以保持慢版的速度练习。

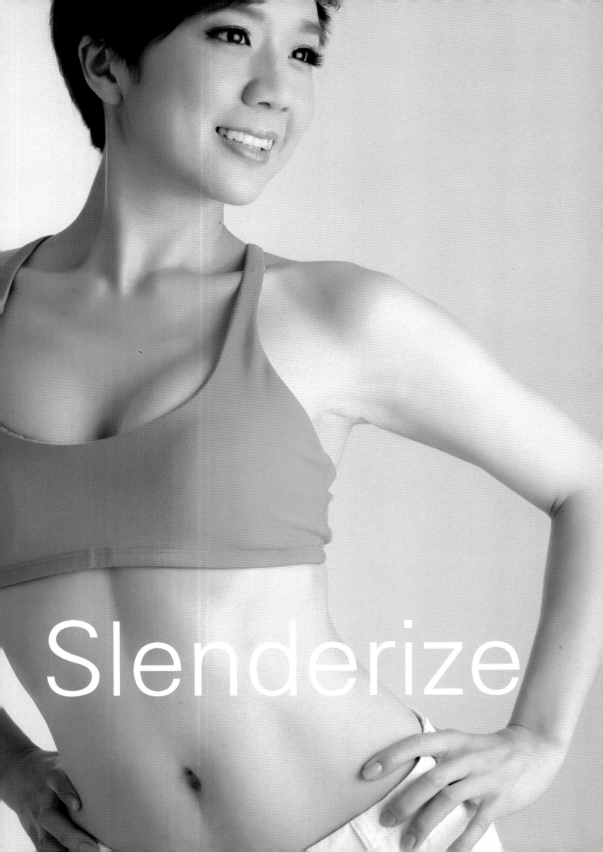

Chapter 4

精雕

打造无死角的女神线条

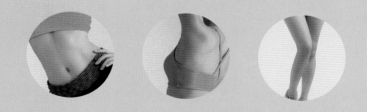

　　"肌肉形状"是可以被雕塑的！无论是掰掰袖、鲔鱼肚、水桶腰还是灰熊背，都要利用这个阶段一次解决！趁着奋力燃脂后暖呼呼的身体温度，此时肌肉就像粘土一样，可以通过运动塑造出理想的形状和曲线。

　　锻炼特别无力、松垮的部位，强化深层的核心肌群，让自己在纤细中依然带有十足的力量，看起来更加迷人耀眼！

1 扭臀练出小蛮腰

水桶腰终极救星

变身指数	女神线条	练习节奏
★ ★ ★ （最高为五颗星）	转动腰度和骨盆，针对上背肌群和腹斜肌加强训练，帮助消除腰腹周围赘肉，打造出女神玲珑腰线。	"慢节奏" 慢：2拍吸气，2拍吐气。

LuLu's
女神操示范

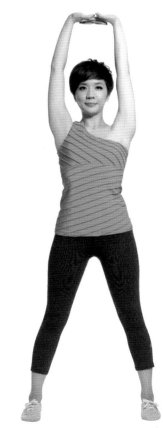

1 吸气预备，双脚大步打开（比骨盆再多一步宽），背部打直不僵硬，维持脊椎的自然曲线。将双手交叉，掌心外翻向上延展，尽可能拉长手臂、体侧与背部。

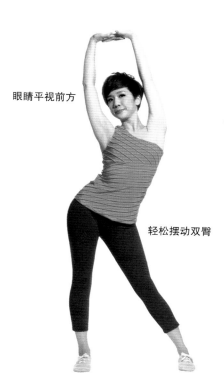

眼睛平视前方

轻松摆动双臂

2 / 吐气，将骨盆往右推动，尽量地伸展左体侧。

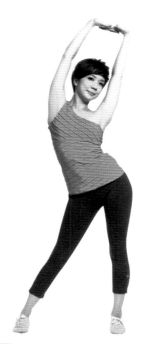

3 / 吐气，将骨盆往左推动。当骨盆右左推动时，双手也会顺势带动，微微向右左摆动，使腰部两侧都有被延展的感觉。

女神Point

◆ 当骨盆左右交互摆动时，双脚稳住不离地，肩膀不要往前驼或往后压，专注感受腰侧肌群在用力。

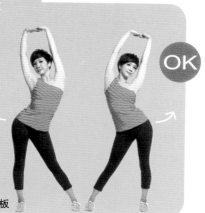

OK

双脚脚板平贴地板

2 芭蕾勾脚紧实体侧

一次精雕腰臀美线

变身指数	女神线条	练习节奏
★★★	利用芭蕾舞蹈的伸展舞姿，锻炼平时很少训练的腿部小肌群，使腿部曲线更纤美和生动立体。	"慢→快→慢→快" 慢：2拍吸气，2拍吐气。 快：1拍吸气，1拍吐气。

LuLu's
女神操示范

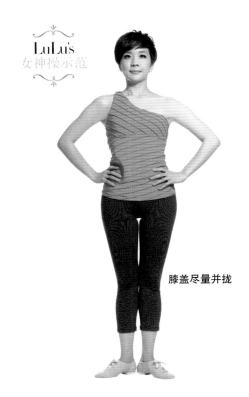

膝盖尽量并拢

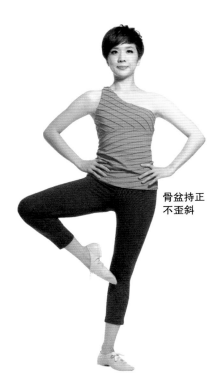

骨盆持正
不歪斜

1 双脚并拢，膝盖、脚跟相贴，脚尖向外打开(芭蕾第一位置)。双手叉腰，摆正三骨BOX，背部自然挺直不驼背。

2 吸气，维持脚尖外开的姿势，右膝弯曲，将右腿轻轻向上抬起，脚背下压。

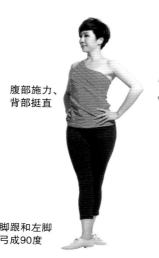

腹部施力、
背部挺直

右脚跟和左脚
足弓成90度

3 吐气，将腰部往右侧扭转，双手
会顺势带动，上半身微微向右
转动，使腰部两侧都有被延展的
感觉。

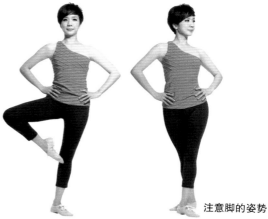

注意脚的姿势

4 吸气，再次抬右小腿回到2的位
置，身体回正。吐气，腰部和上
半身换向左方扭转，右脚向下
踩，放至左脚后方，左脚跟和右
脚足弓成90度。完成之后，换左
脚继续练习。

肌耐力UP

在每次将小腿向上抬
时，将手臂从身体两侧
向上举，力气从背阔肌
出发，手背相贴。
脚下踩时，手臂保持着
力量，从两侧往下放。

加入手臂的
伸展动作，
训练肌耐力
与平衡感。

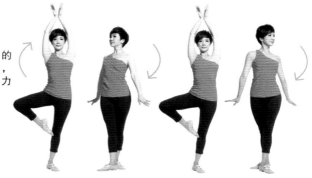

女神Point

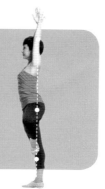

✦ 抬腿时，特别注意骨盆和膝盖不前倾后翘，从身体侧面看
起来，"手腕→手肘→肩膀→骨盆→膝盖"保持一直线。

3 前后踢腿削除后臀肉

〰️ 拒绝西洋梨胖身材

变身指数	女神线条	练习节奏
★ ★ ★	强化臀大肌和腿部肌群，使臀部不松垮下垂。紧实体侧，从副乳到腰腿外侧肥肉，通通一次搞定！	"慢节奏" 慢：2拍吸气，2拍吐气。

LuLu's
女神操示范

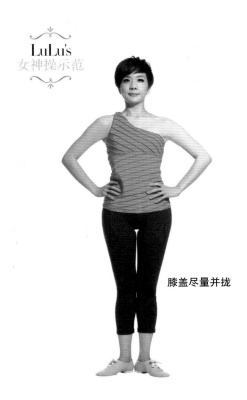

膝盖尽量并拢

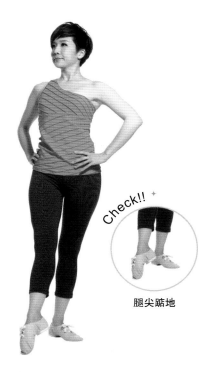

Check!!

腿尖踮地

1/ 双脚并拢，膝盖、脚跟相贴，脚尖向外打开(芭蕾第一位置)。双手叉腰，摆正三骨BOX，背部自然挺直不驼背。

2/ 吸气，上半身向右方转，右腿往前伸直。伸腿时，膝盖要维持外开角度，脚尖下压踮地。

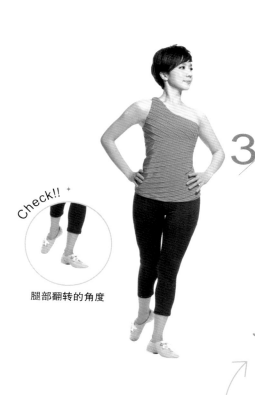

3 吐气，先回到1预备动作位置，再吸气，接着上半身向左方转，右腿同时向后伸直。伸腿时，膝盖保持外开角度，脚尖持续下压。

Check!!
腿部翻转的角度

加入手臂的伸展动作，训练肌耐力与平衡感。

肌耐力UP

每次将小腿向前抬、向后抬时，加入手部延展动作，手臂跟着脚的步伐，力气从背阔肌出发，从身体两侧向上举起。

女神Point

✦ 脚尖打开程度视每个人的能力而定，不要勉强，比照自己骨盆打开的幅度即可。抬腿时，骨盆皆要固定，不向左右转动。

4 打造美背菱形肌

性感夏日的迷人背影

变身指数	女神线条	练习节奏
★★★★	强化臀大肌与后背肌群的肌力，使臀部紧实有弹性，美化背部线条。	"快→慢" 快：1拍吸气，1拍吐气。 慢：2拍吸气，2拍吐气。

LuLu's
女神操示范

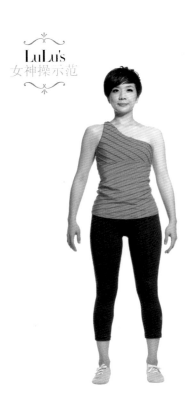

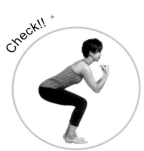

Check!!

手臂力气从背阔肌出发，背脊打直、腹部用力。

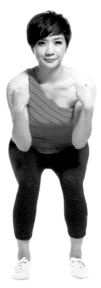

1 双腿打开至与骨盆同宽，脚掌内缘保持平行（第三位置），预备。

2 吐气，手肘弯曲、双手握拳，膝盖向下蹲、臀部向后推。维持骨盆稳定，保持平衡。

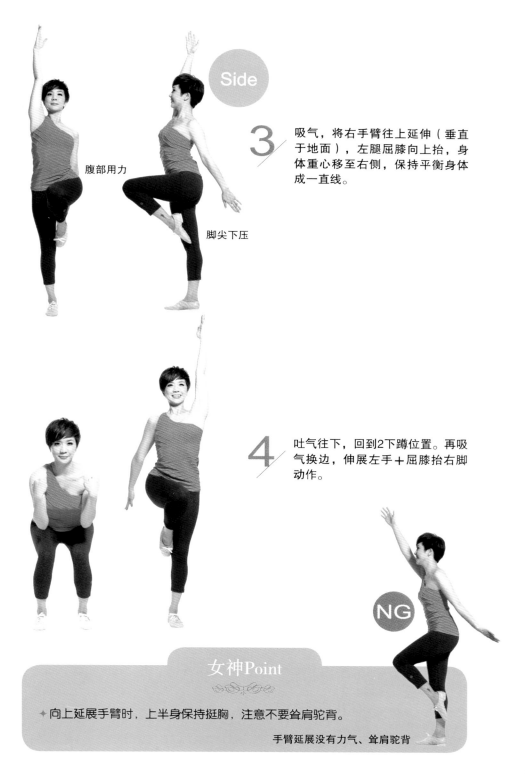

腹部用力

Side

脚尖下压

3 吸气，将右手臂往上延伸（垂直于地面），左腿屈膝向上抬，身体重心移至右侧，保持平衡身体成一直线。

4 吐气往下，回到2下蹲位置。再吸气换边，伸展左手＋屈膝抬右脚动作。

NG

女神Point

✦ 向上延展手臂时，上半身保持挺胸，注意不要耸肩驼背。

手臂延展没有力气、耸肩驼背

5 消副乳练出诱人香肩

雕塑后背线条

变身指数	女神线条	练习节奏
★ ★ ★ ★ ★	锻炼后背肌群、手臂肌群，美化锁骨和肩胛骨线条，加强上臂灵活度，消除副乳，使上半身更有力量。	"快节奏" 快：2拍吸气，2拍吐气。

LuLu's
女神操示范

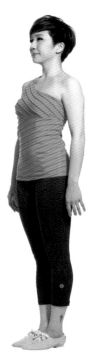

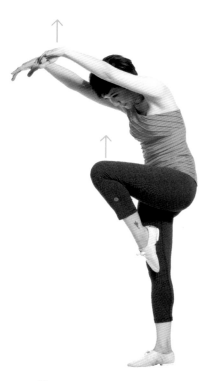

1 站姿，双手放身体两侧，双脚并拢，预备。

2 吸气，将左腿提起来，双手手臂一起往斜上方提起，背部微微拱起。手臂延展时，感觉力量从背部肌群出发。

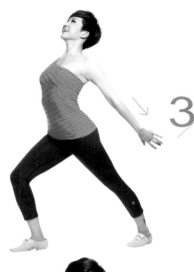

3 吐气，左腿放下向背后伸展，脚掌平贴地面。双手手臂往身体后方延展，把胸口完全向前打开。

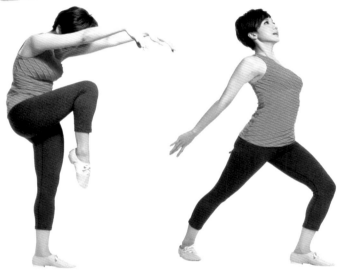

4 吸气，转身换右腿练习。

女神Point

✦ 腿部和双手的提起、伸展都充满力量，而不只是任意摆动。
✦ 动作过程中，保持肚子用力，以维持重心转换的平衡。
✦ 以拱背、打开胸口的反复练习，加强背部曲线的延展。

6 练出低腰牛仔裤S腰线

精雕性感小蛮腰

变身指数	女神线条	练习节奏
★★★★	加强雕塑腰部、腹部、臀部肌群，加强腹直肌稳定度，让你穿低腰牛仔裤时露出漂亮腰臀曲线。	"慢节奏" 慢：2拍吸气，2拍吐气。

LuLu's
女神操示范

腹部用力，
将身体撑起打直。

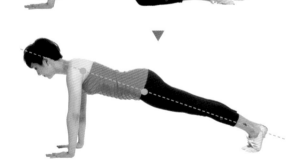

身体呈现"∏"字形，手臂、大腿皆垂直地板。

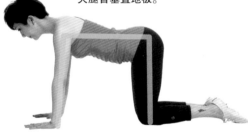

1 跪姿，双脚打开与骨盆同宽，双手手肘打直但关节不锁死，手掌朝前平贴地板，两手打开与肩同宽。

2 将双腿向后延伸，脚尖点地，背部尽量打直，使身体从头到脚成一直线。

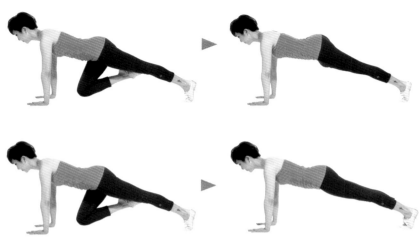

$\overset{3}{\diagup}$ 吸气，右膝弯曲提起，脚背下压。吐气，右膝向外侧打开。
依照"吸气右膝弯曲提起、吐气右膝向外打开、吸气右膝弯曲提起、吐气右膝伸直放下"的顺序，延展腿部肌群，双手和左脚撑地，背部延伸。

Check!!

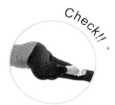

膝盖打开到身体正侧边

$\overset{4}{\diagup}$ 吸气，换左腿练习。

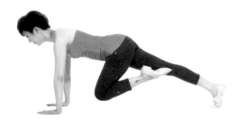 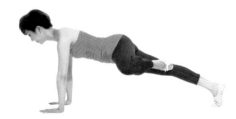

女神Point

✦ 双手撑地时，注意肩膀不要太过用力而耸肩。
✦ 背部保持一直线延展，腹部用力，不要让臀部往下掉或往上推高。

7 抬腿画出屁屁微笑线

诱人美臀挺翘不下垂

变身指数	女神线条	练习节奏
★ ★ ★ ★ ★	外展胸大肌，美化背部线条，并强化臀大肌、背部肌群训练，让骨盆周围的肌肉群往内收，达到紧翘美臀功能。	"快节奏→停留" 快：2拍吸气，2拍吐气。 停留：深呼吸一个8拍。

LuLu's
女神操示范

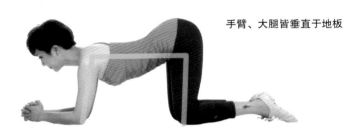

手臂、大腿皆垂直于地板

1 跪姿，双脚打开与骨盆同宽，脚背贴地。双手手肘撑地、手掌交握。

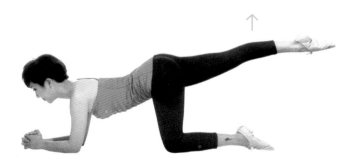

2 吸气，先将右脚往上方伸直延展。吐气停留。

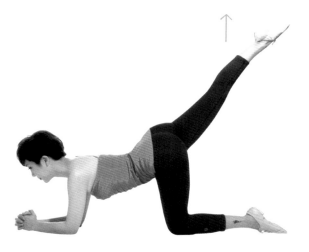

3 吸气，右脚再继续向上抬高，至臀部无法再绷紧为止。反复练习2、3步骤。

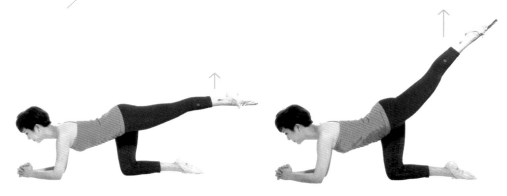

4 将右脚慢慢往下放，回到1位置后，换左脚继续练习。

女神Point

+ 负责支撑重心的腿稳定保持膝盖弯曲90度，肚子用力，身体不左右晃动。
+ 抬高的腿保持伸直不弯曲，膝盖朝地板，不外翻或内转。

8 立即打造傲人马甲线

画上立体马甲线

变身指数	女神线条	练习节奏
★ ★ ★ ★ ★	塑造窈窕XS曲线必做！精雕腰腹肌群、臀大肌、大腿肌群，消除赘肉，加强腹直肌稳定度，使腰腹更有力气。	"快节奏" 快：2拍吸气，2拍吐气。

LuLu's
女神操示范

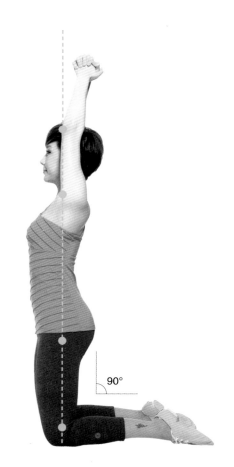

90°

1 跪姿，大腿和小腿成90度，双手向上伸展十指交扣。身体从手掌、头、肩、骨盆、膝盖维持在一条直线上。

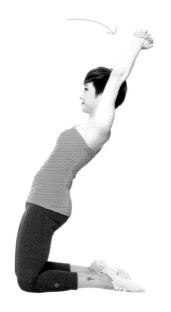
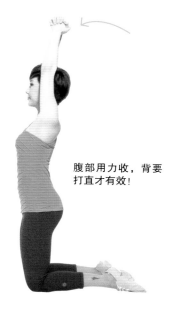

腹部用力收，背要
打直才有效！

$\dfrac{2}{}$ 深吸一口气，缓缓吐气。吐气时，腹部收，上半身微微地向
后躺，保持背部挺直。吸气，再慢慢回到1姿势。

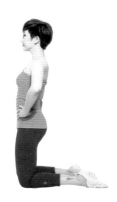
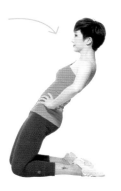

硬骨头版

若是一开始做不到，可以
先双手叉腰练习。

女神Point

✦ 肚子力气不够的时候，可能会不小心变成驼背，要注意！
✦ 推动上半身时，专心感受腹部用力往内收时的微微酸痛感觉，
  不要用到其他部位（如手肘、胸口、臀部等）的力量。
✦ 做动作时，身体会抖动是正常现象，代表你的身体正在努力变
  瘦中！记得保持呼吸，不要憋气。

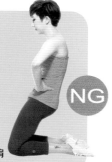

NG

驼背耸肩

9 撑地提腿铲平小腹

加强锻炼核心肌群

变身指数	女神线条	练习节奏
★★★ ★	强化腰腹肌群、腿部肌群，控制好上半身和骨盆的稳定度，塑造美丽的腰背曲线，加强大腿内侧紧实度。	"慢→快→慢→快" 慢：2拍吸气，2拍吐气。 快：1拍吸气，1拍吐气。

LuLu's
女神操示范

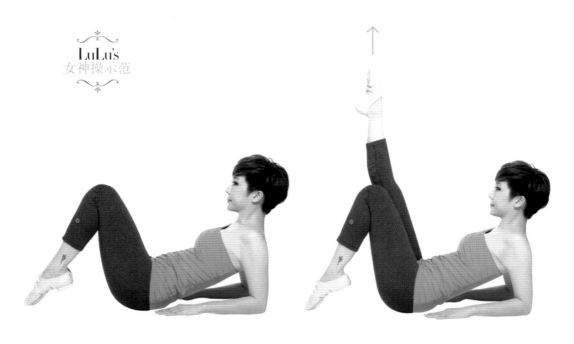

1 臀部坐在地板上，身体半躺，手肘弯曲在肩膀正下方撑住身体，视线看向膝盖。双腿并拢弯曲，以脚尖踮地。

2 吸气，腹部用力，右小腿抬起打直。

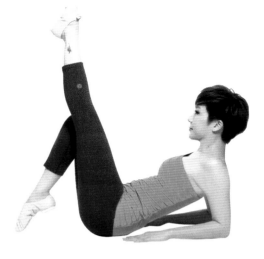

3 / 吐气换脚，右小腿放下，左小腿抬起伸直。反复练习2、3步骤。

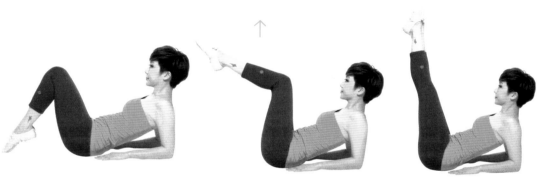

肌耐力UP
回到1位置，深吸一口气，腹部用力，将双腿慢慢向上抬高。吐气停留。吸气，将双腿缓缓放下。

女神Point

✦ 肩颈放松不拱起，背部打直，腹部用力，身体挺直不往下掉。
✦ 若是一开始身体撑不住，上半身半躺的角度可以再平缓一点。

OK

上半身半躺时较靠近地板

10 一次瘦到大腿内外侧

强力狠削赘肉

变身指数	女神线条	练习节奏
★★★ ★★	强化臀大肌、臀中肌、大腿内外侧肌群，消除腿部两侧多余赘肉，均匀雕塑下半身，打造纤细美人腿线条。	"快节奏" 快：2拍吸气，2拍吐气。

LuLu's
女神操示范

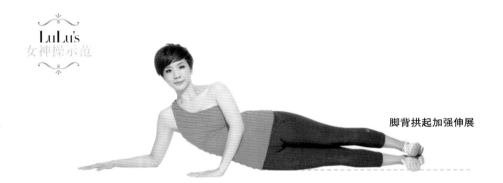

脚背拱起加强伸展

1 侧卧。左手手掌打开撑住地板。右腿在上、左腿在下，膝盖朝向前方，脚背拱起。

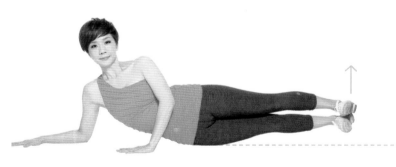

2 吸气，两腿并拢向上抬起，保持脚背拱起状态。

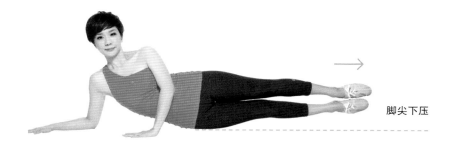

脚尖下压

3　吐气，保持双腿提起状态，脚尖向下延伸。再次吸气，脚尖上提，拱起脚背回到2姿势。

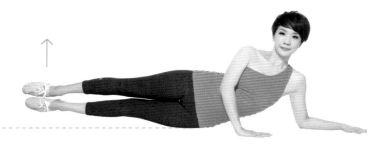

4　吐气，回到1姿势放松后，换左腿练习。

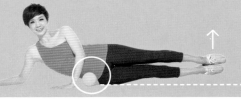

11 旱地游泳练出人鱼线

大胆穿上露背装

变身指数	女神线条	练习节奏
★★★ ★★	强化后背肌群，训练背阔肌群，使腰臀有力，改善驼背和臀部下垂问题。	"慢节奏" 慢：2拍吸气，2拍吐气。

LuLu's
女神操示范

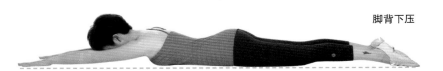

脚背下压

1 趴地，双脚打开与骨盆同宽。双手向上，脚背下压延展，感觉身体不断往外侧延伸。

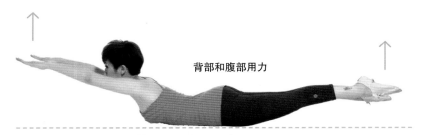

背部和腹部用力

2 吸气，用背部力量带动上半身，将双手、双脚同时往上抬。眼睛直视前方，感觉肩胛骨的力气。

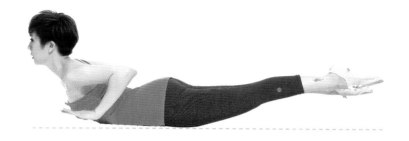

3 吐气，双手手肘弯曲，往后背夹紧，感觉腹部和背部的施力，注意下巴放松、颈部不僵硬。

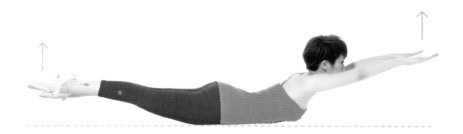

4 再次吸气，双手向前延伸回到2，接着吐气放松回到1姿势，继续练习。

女神Point

✦ 动作时，膝盖打直不弯曲，双手和双脚皆保持平行。

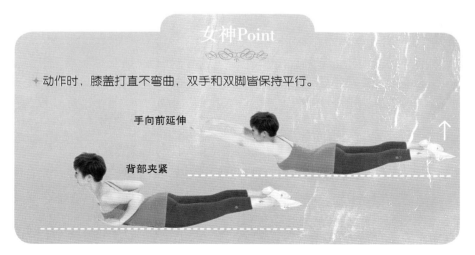

手向前延伸

背部夹紧

12 变身性感美胸皇后

〰 练出性感美胸

变身指数	女神线条	练习节奏
★ ★ ★ ★ ★	外展胸大肌，拉提集中胸部肌肉，消除副乳，塑造背、腰、臀、腿的修长美线。	"慢节奏" 慢：停留两个8拍。

LuLu's
女神操示范

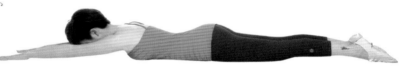

1 趴地，双脚打开与骨盆同宽。双手向上，脚背下压延展，感觉身体不断往外侧延伸。

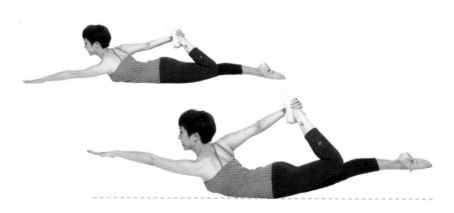

2 吸气，左脚弯曲勾起，右手往后拉住左脚脚背。吐气，想象有一股力量使左脚背将右手往后推，将上半身与双腿往上带起。左手往前延伸，视线看向正前方。

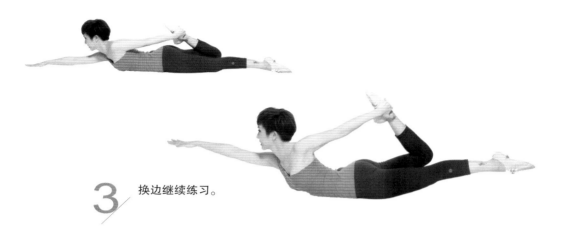

3 换边继续练习。

中场休息：婴儿式

在完成快节奏的"燃脂、精雕"女神操后，以"婴儿式"让身体负担获得释放，准备进行下一阶段的"伸展"女神操。

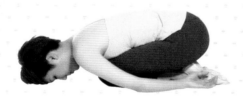

以跪姿，上半身往前倾斜，让腹部贴紧大腿。额头轻轻贴地，背部放松，延展脊椎。双手放在身体两侧，手肘放松。保持呼吸，感觉全身的力量都获得释放。

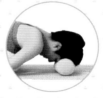

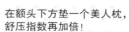

在额头下方垫一个美人枕，舒压指数再加倍！

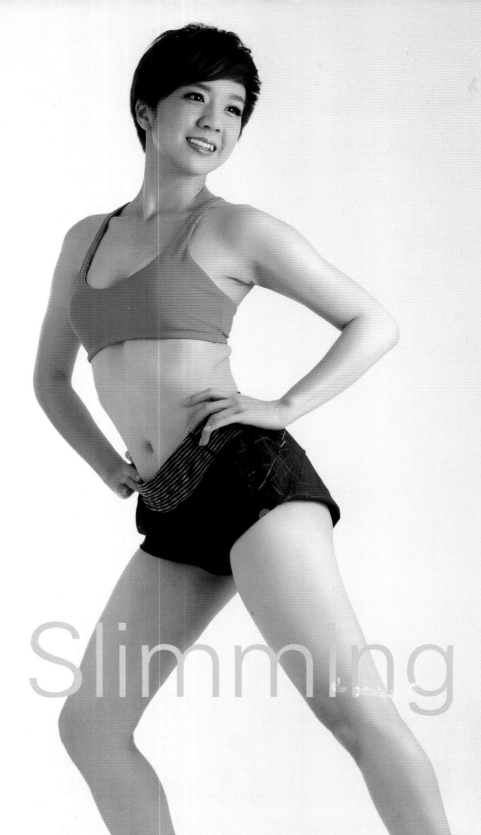

Slimming

Chapter 5

伸展

身体变软了，自然瘦

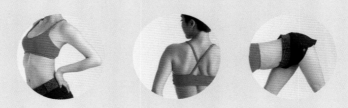

　　别偷懒跳过最后的伸展阶段，就拿条毛巾擦擦汗起身了！彻底地伸展肌肉和关节，帮助紧张的肌肉放松，增进柔软度，使身体温度慢慢下降，彻底释放全身的疲劳，就像贴心地向身体说："辛苦了，准备好好休息吧！"

　　通过伸展操持续且深层地拉长肌肉，同步帮助排除掉运动后堆积的乳酸。明天起床时，你会发现自己精神好、肌肉不酸痛，连平时的紧绷疲惫感也都不见了！别怀疑，这就是XS女神操的神奇之处。

1 坐姿交互画圆

〰️ 舒缓上背紧绷肌肉

变身指数	女神线条	练习节奏
★ ★ ★ （最高为五颗星）	本动作融合芭蕾、普拉提精华，加强上半身与横膈膜的灵活度，拉开胸阔肌和后背斜方肌，修饰锁骨与肩颈线条。	"慢节奏" 深呼吸，以两个8拍的速度，慢慢画满一个圆。

LuLu's
女神操示范

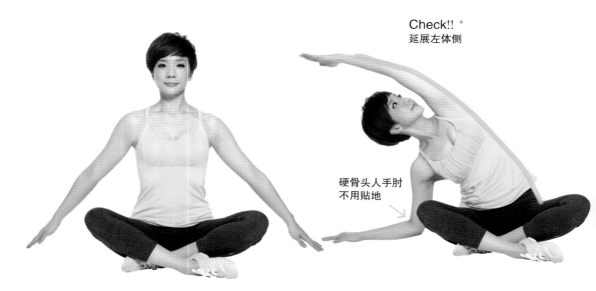

Check!!
延展左体侧

硬骨头人手肘
不用贴地

1 盘腿坐正，肩膀放松，双手伸直打开在身体两侧。

2 右手下臂轻轻撑住地板，吸气，左手向右上方延伸拉长，头部自然地上扬。

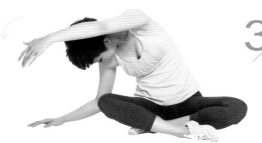

3 吐气，左手顺势向下画半圆，保持腹部内收，感觉侧腰和背部完全延展。头部一起向下俯。

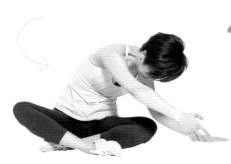

4 经过身体正前方时，吸气，改成以左手下臂撑地，右手继续向左上方画半圆延伸拉长，头部自然跟着上扬。

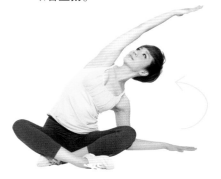

5 回到1的预备位置，换边练习。

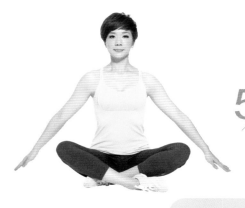

女神Point

✦ 全程骨盆持正、臀部不离地，不可以把重心压在撑地的那只手上。
✦ 胸口BOX保持朝向正前方，肩膀不歪斜。

盘腿转体前弯

◎ 双腿线条再拉长

变身指数	女神线条	练习节奏
★★★	释放堆积在肌肉中的乳酸，延展腿部外侧肌群，拉长肌肉线条，修长体态。	"慢节奏"深呼吸，停留四个8拍。

LuLu's
女神操示范

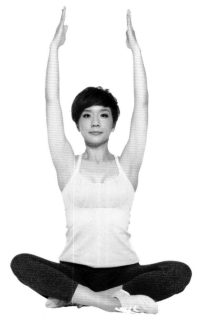

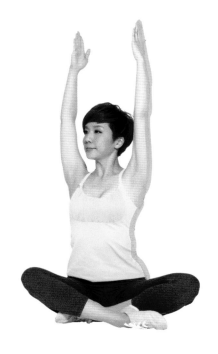

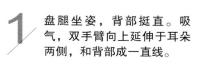

1 盘腿坐姿，背部挺直。吸气，双手臂向上延伸于耳朵两侧，和背部成一直线。

2 骨盆持正，将身体转向右前方45度。

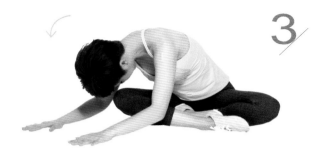

3 吐气，上半身往下趴俯延展，感觉到背部与左侧肌肉线条被拉长伸展。

4 吸气，维持趴俯姿势，将上半身换到左边。延展背部与右侧肌肉线条。

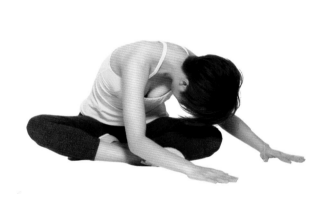

5 挺起上半身完成动作，再回到1预备位置，继续练习。

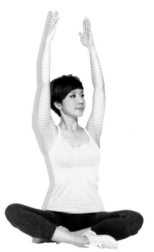

女神Point

✦ 上半身左右转体延展时，两边肩膀保持平行，注意骨盆持正、臀部不离地。

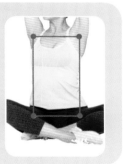

3 坐姿前弯

🍃 背痛不再来

变身指数	女神线条	练习节奏
★★★★	平衡自律神经，放松及延展大腿后侧、肩背肌肉群、小腿后侧肌腱，舒缓紧绷和酸痛的小腿。	"慢节奏" 深呼吸，停留四个8拍。

LuLu's
女神操示范

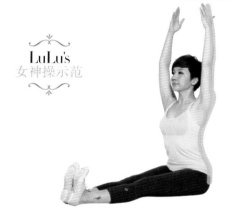

1 坐姿，背部打直不驼背，双脚往前方延伸，脚背弓起、脚尖向上勾起。双手举起向上延伸，注意手肘不可弯曲。上半身和双腿成90度垂直。

背部打直不驼背

脚背尽量弓起，
伸展小腿肌肉

2 吐气，将上半身缓缓向下趴俯延展，手抓住脚底板，想象用胸口去贴住大腿。整条腿的后侧肌肉会有酸酸的拉长延伸的感觉。

女神Point

✦ 硬骨头初学者可将膝盖微微弯曲，不必马上就勉强伸直双腿。

✦ 不要忘了深呼吸，在每一次吸气和吐气之间，腿部努力再多延伸一点点。

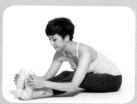

膝盖微弯也ok

4 坐姿单脚前弯

加强循环代谢机能

变身指数	女神线条	练习节奏
★ ★ ★	精雕腿部曲线，延展肩背和后腿肌腱线条，平衡自律神经，减缓因三骨歪斜造成的腰酸背痛。	"慢节奏" 深呼吸，停留四个8拍。

LuLu's
女神操示范

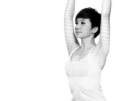

1 坐姿，背部打直不驼背，双脚往前方延伸，脚尖向上勾起。双手举起向上延伸，上半身和双腿成90度垂直。

2 右腿保持伸直状态，左腿屈膝，脚掌向内收。

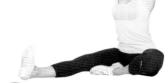

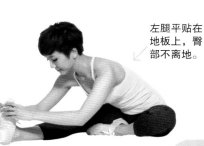

左腿平贴在地板上，臀部不离地。

4 左右换脚，继续练习。

3 深吸一口气，慢慢吐气，将上半身缓缓向下趴俯延展，抓住右脚底板，尽量延伸背部与右腿。

女神Point

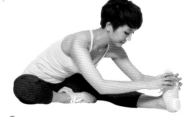

◆膝盖僵硬伸不直、柔软度不佳的人，也可在膝盖下方垫美人枕辅助。

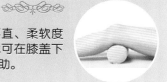

坐姿单脚体侧弯

⌇ 窄身效果再加分

变身指数	女神线条	练习节奏
★ ★ ★	延展大腿内侧、侧腰与腹斜肌，再一次舒缓与拉长侧身线条。	"慢节奏" 深呼吸，停留四个8拍。

LuLu's
女神操示范

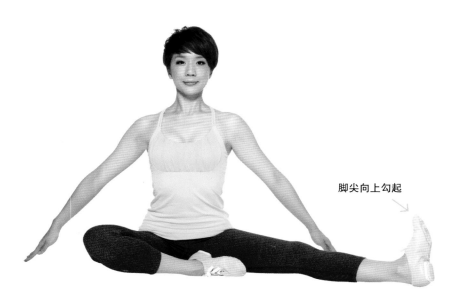

脚尖向上勾起

1 坐姿，保持背部挺直。将左腿向侧边伸直打开，右腿屈膝小腿内收。两手轻松放至两侧，预备动作。

2 深吸一口气，身体向左弯，右手
向左上方延伸。眼睛看天花板，
尽量把胸口打开伸展。

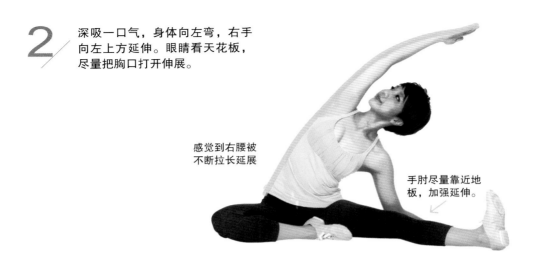

感觉到右腰被
不断拉长延展

手肘尽量靠近地
板，加强延伸。

3 身体回到正中间，换边，继续练习。

眼睛看向天花板，
加强身体扭转。

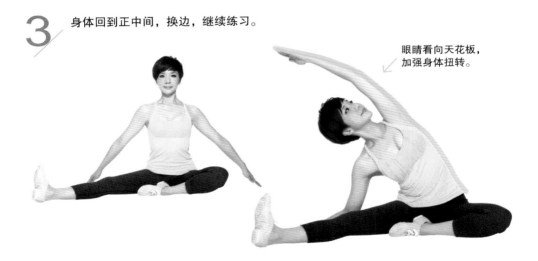

女神Point

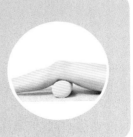

✦ 两边骨盆坐定、屁股不离地，把背打直不驼背。
✦ 头部向上转、眼睛看向天花板，可以帮助把胸口打
开，增加身体延展的角度。
✦ 僵硬伸不直、柔软度不佳的人，也可在膝盖下方垫
美人枕辅助。

6 坐姿单脚趴俯延伸

完全放松背部与大腿

变身指数	女神线条	练习节奏
★ ★ ★	延伸腰部、大腿内侧肌群，美化背部线条。	"慢节奏" 深呼吸，停留四个8拍。

LuLu's
女神操示范

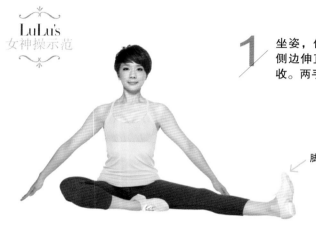

1 坐姿，保持背部挺直。将左腿向侧边伸直打开，右腿屈膝小腿内收。两手放在身体两侧，预备。

脚尖向上勾起

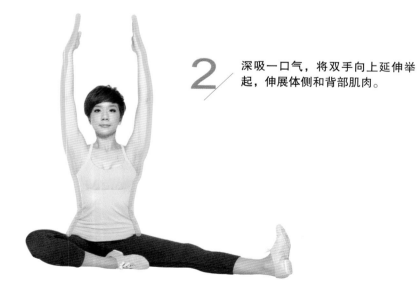

2 深吸一口气，将双手向上延伸举起，伸展体侧和背部肌肉。

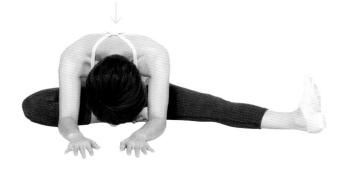

3 吐气，身体慢慢向前方弯下，手肘贴地、趴俯延伸，感觉背部与大腿内侧持续延展。停留时，保持规律稳定的呼吸。

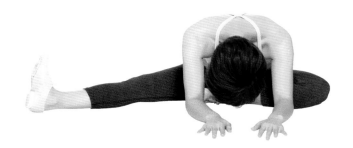

4 起身回到1步骤之后，接着换左脚伸展，继续练习。

女神Point

✦ 两边骨盆坐定、屁股不离地，趴俯时，尽量延展背部。
✦ 往前方趴俯伸展时，膝盖不转动，脚尖保持向正上方。

注意膝盖和
脚尖位置

屁股不离地

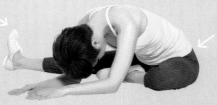

✦ 膝盖僵硬伸不直、柔软度不佳的人，也可在膝盖下方垫美人枕辅助。

7 坐姿抱膝扭转

挺腰拉背不酸痛

变身指数	女神线条	练习节奏
	增加腹斜肌跟脊椎的延展与弹性，刺激肝脏排毒。活动上半身关节，美化肩颈和锁骨线条。	"慢节奏" 深呼吸，停留四个8拍。

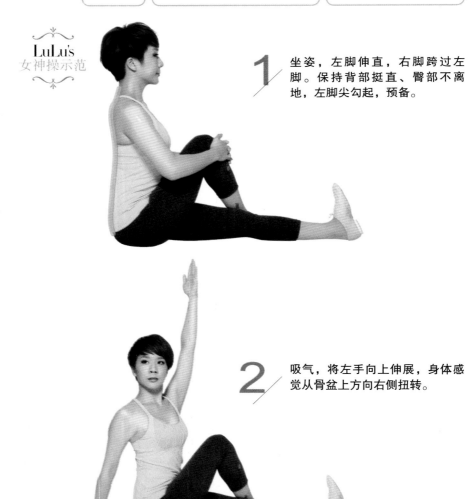

LuLu's 女神操示范

1 坐姿，左脚伸直，右脚跨过左脚。保持背部挺直、臀部不离地，左脚尖勾起，预备。

2 吸气，将左手向上伸展，身体感觉从骨盆上方向右侧扭转。

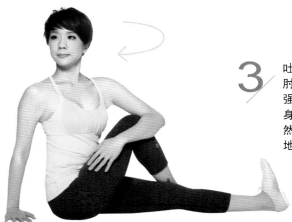

3 吐气，左手向下，以手肘环抱住右脚膝盖，加强身体的扭转。头跟着身体转向右侧，右手自然放在身体右侧轻轻撑地，保持呼吸。

4 身体回到正中间，换边，继续练习。

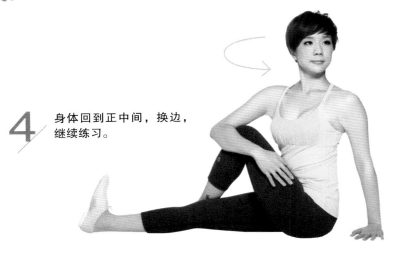

女神Point

+ 扭转身体时，骨盆保持稳定不动，只有腰部以上转动。
+ 保持肩膀左右平稳不倾斜，注意臀部不要离开地面。

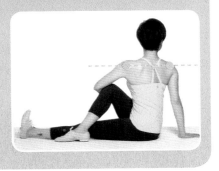

卧躺抱膝伸展

舒缓拉筋不求人

变身指数	女神线条	练习节奏
★★★	放松腰背与腿部肌群，缓解背部的紧张和疲劳感，伸展大腿僵硬和绷紧的肌肉，促进血液循环。	"慢节奏" 深呼吸，停留四个8拍。

脚背下压

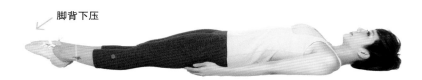

1 仰躺向上，双脚伸直往前延伸，脚背下压。双手自然放于身体两侧。

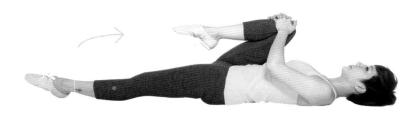

2 吸气，右腿向身体方向弯起，双手环抱住右膝盖。右大腿尽量往身体靠近，感觉像是贴近胸部。

左手轻扶骨盆，保持平衡

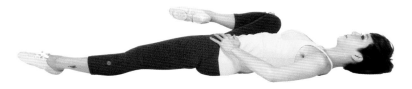

3 吐气，右手扶着右膝，将右膝盖向身体右侧Turn Out打开，伸展舒缓股关节。

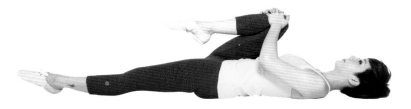

4 吸气，右脚慢慢回到2位置，接着将腿伸直放下，再回到1的预备姿势。

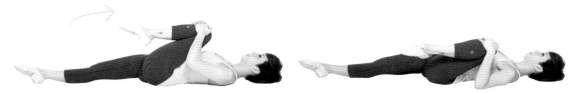

5 换左脚，继续练习。

女神Point

+ 动作中，注意脚背持续下压，骨盆保持固定不翻转。
+ 膝盖打开的角度，尽量打开到可以做到的程度就OK了。

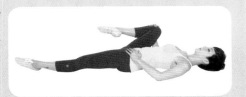

放松伸展腰背和下半身

9 仰卧单脚伸展

✎ 彻底消灭萝卜腿

变身指数	女神线条	练习节奏
★ ★ ★	延展腿后肌群，美化下半身线条，提升骨盆、双腿的柔软度和灵活度。	"慢节奏"深呼吸，停留四个8拍。

LuLu's
女神操示范

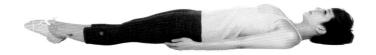

1 仰躺向上，双脚伸直往前延伸，脚背下压。双手自然放于身体两侧。

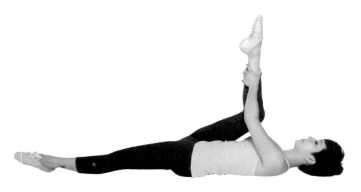

2 右腿向上举起，小腿和身体垂直，双手抱住右小腿肚，慢慢将腿往身体拉近，伸展右腿后侧，保持呼吸。

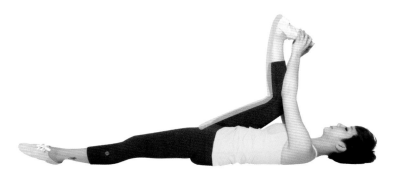

3 右脚尖勾起，双手抓住脚底板，加强舒展右小腿后侧肌肉。

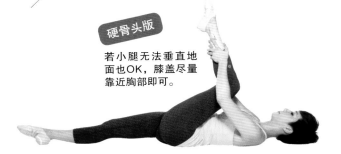

硬骨头版

若小腿无法垂直地面也OK，膝盖尽量靠近胸部即可。

4 换脚，改伸展左腿。注意身体三骨BOX持正、屁股不离地。

女神Point

+ 注意膝盖和脚尖的方向，不摇晃和外翻。
+ 脚背下压，尽量伸展疲累的肌肉。

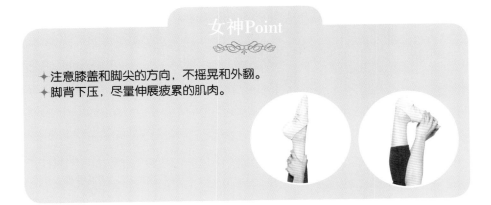

10 仰卧双腿伸展

〜 身心灵都舒缓

变身指数	女神线条	练习节奏
★ ★ ★ ★	延展大腿后侧、下背，缓解背部的紧张、疼痛和疲劳，让身体得到完全放松。	"慢节奏"深呼吸，停留四个8拍。

LuLu's
女神操示范

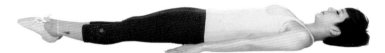

1 平躺，双脚伸直往前延伸，脚背下压，双手手心贴地。

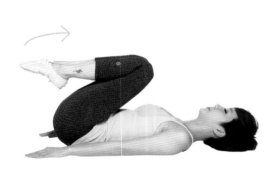

2 双腿屈膝往身体靠近，小腿平行地板，保持脚背下压。

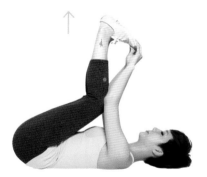

3 小腿向上延展，脚底板勾起，双手抓住脚尖，感觉大腿尽量贴近腹部。尽量延展腿后腱肌群，保持呼吸。

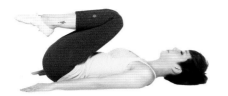
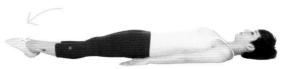

4 屈膝放下小腿，回到1姿势，休息一个8拍，再继续练习。

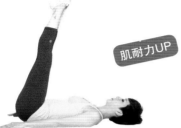

肌耐力UP 将双腿并拢伸直向上延展，进一步延展腿后腱肌群，同步锻炼下腹部肌耐力。

女神Point

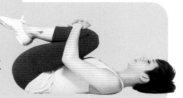

✦ 动作时，下背部和双手掌心要保持贴地不离开。
✦ 若感觉小腿酸痛，可以双腿屈膝、双手环抱双膝，放松下背部与小腿肌群。

Slimmin

彻底放松：大休息式

完成整套XS女神操的锻炼和伸展动作之后，以"大休息"作为最完美的结尾，彻底放松身体。

女神Point

✦ 通过深深吸气、慢慢吐气，放掉纷乱的思绪，身体和心灵获得完全放松，整个人焕然一新。

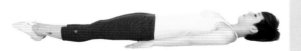

仰躺向上，臀部着地，双脚伸直往前。双手放在身体两侧，把身体所有重量都放到地面上。闭上眼睛，深深地吸气、吐气，让心跳节奏慢慢地和缓下来。

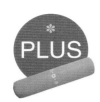

PLUS 三骨美人枕 特别教学计划 ×5

快瘦秘密1 符合人体工学的尺寸设计

　　美人枕的设计专为女性身体量身打造，长度依一般女性的肩膀和骨盆宽度而设计，使用方便，不需要再挥汗辛苦摺叠小毛巾或购买其他昂贵瘦身道具。

快瘦秘密2 三骨自然回正，躺着就能瘦！

　　把美人枕放到正确位置，就可以调整三骨回到正常的位置，加速身体的新陈代谢，舒缓肌肉紧绷，释放关节处的压力，轻松达到XS女神的完美曲线！

快瘦秘密3 协助姿势矫正，深层体雕线条

　　通过美人枕辅助，更容易掌握正确姿势，减少在运动中受伤的情况。当双手握住美人枕的两端，自然让手臂和肩膀形成垂直角度，动作更标准！

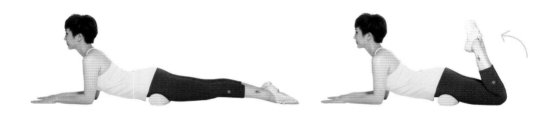

1 将美人枕垫在骨盆下方，双脚膝盖弯曲，小腿肚上提向大腿后侧靠近，保持自然呼吸。

效果 放松髋关节和骨盆腔的紧绷，同步雕塑翘臀与大腿曲线。

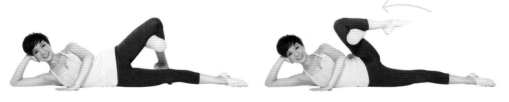

2 身体侧卧，一只手撑住头部，另一只手在胸口前扶地。单膝夹住美人枕，举起往身体方向延伸。注意背部打直，保持重心稳定。

效果 加强下半身的循环代谢，雕塑腰部曲线，打造小蛮腰。

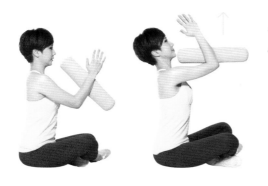

3/ 坐姿，双手向前方合掌，将美人枕夹在下手臂之间，手肘往上方举起，保持5～10个呼吸后放下，反复练习。

效果 活动肩胛骨周围肌肉，修饰上手臂线条，消除副乳与赘肉。

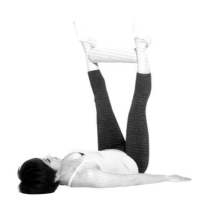

4/ 仰躺，双手手掌贴地。双脚脚踝夹住美人枕，慢慢将双脚举起延伸，和地板呈90度不动。保持5～10个呼吸后，将双腿缓缓放下。

效果 加强腹直肌的稳定度，改善消化不良问题、骨盆歪斜状况。

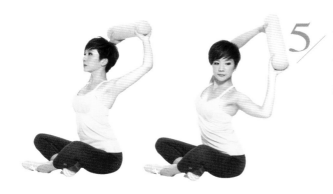

5/ 双脚盘腿，背脊打直，双手握住美人枕两端，向上举起至头部上方后，再往左右两侧伸展。注意臀部不离地、上半身不歪斜。

效果 扩展胸大肌、训练背阔肌、改善弯腰驼背状况，同步美化手臂线条。

Chapter 6

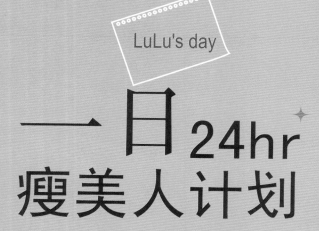

LuLu's day

一日 24hr
瘦美人计划

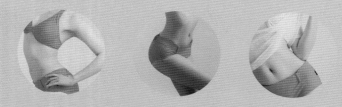

　　其实，每个女孩天生都拥有美丽特质！只是后来养成各种"胖习惯"、"丑习惯"，害我们变得苍老臃肿、无精打采。想一想，你是不是也常只吃甜食不吃正餐？为了减肥不吃肉和淀粉？压力太大却没有适时放松？

　　跟着我一起检视生活中的坏习惯，多吃"好瘦食物"，多利用"好瘦小物"呵护自己，找回身心灵的平衡，每一秒的你都越变越美、闪闪发亮。

Eating
time

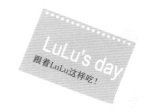
跟着LuLu这样吃!

"吃得丰盛"就是
成功瘦身的加速器

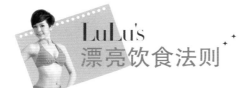
LuLu's
漂亮饮食法则

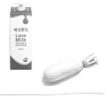

1 瘦身食物，
就是"能够让身体健康"的食物

　　"瘦身时，应该怎么吃？"应该是每个决定开始瘦身者都会碰到的问题。

　　如果你期待的是找到某种东西，吃下去就会瘦，我的答案一定会让你失望。因为在我的观念中，瘦身的饮食，其实就是能让身体健康、平衡的饮食方式。

　　听起来让人难以置信？相信我，这可是决定瘦身成败和瘦身效果能否持续的重要关键！不要觉得自己被限制饮食，而是选择吃对身体有益的好食物！

2 用吃"好食物"的漂亮心情，
取代限制饮食的节食坏心情

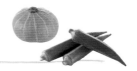

　　一个人之所以会变胖，除了摄取了太多热量之外，也和身体的代谢、循环机能有关。身体运作机能正常时，会自动代谢掉体内各种不必要的废物、毒素，并适时地燃烧脂肪来提供生活所需的能量。

　　一旦身体出了问题或受到外在压力的影响时，这些功能就会无法顺利运作，甚至转变成"特殊模式"，减缓消耗能量的速度，增加脂肪的囤积。结果，即使不断忍受饿肚子的痛苦，摄取很少热量，反而还比每天大吃大喝的人胖得更快。

　　因此我一直强调，想要瘦身的人一定要先改变"瘦身饮食＝节食"这种过时的观念，回到最根本的起点，选择有利燃烧、利用脂肪、提高新陈代谢，以及能提高肌肉比例的好食物，才能真正有效快速地瘦下来，而且瘦得漂亮、有光彩。

3 本末倒置的坏饮食习惯 OUT!

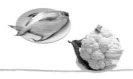

常常看到很多女生三餐在外面吃，早餐吃蛋饼、午餐御饭团、晚餐只吃几颗小笼包。乍看一下她们虽然吃得很少，一天总热量可能不超过身体所需的热量，可是一个月之后，却好像也没有变瘦。

仔细看这些食物，大多只有淀粉，蛋白质和蔬菜根本不够。糖分高和淀粉类食物，会造成血糖急速升高与下降。而当血糖上下起伏太大时，会加速将热量转化为脂肪，囤积在身体里。说穿了，就是"易胖食物"！所以我说，与其吃得少，不如吃得"丰盛"，摄取均衡的营养素。选择"丰盛的糖"，例如黑糖、有颜色的蔗糖；"丰盛的米饭"，像是五谷饭、糙米饭等。这些没有经过太多加工，含有其他矿物质的天然食材，提供身体需要的营养素维持新陈代谢，才会变瘦哦！

水果糖分高，适量就好 ✳

水果虽有丰富的维生素跟矿物质，但是糖分含量高，千万不要一次吃太多。建议每天最多吃两餐就好，每次不超过一份（一颗小苹果、半颗番石榴或半根香蕉），尽量选择含糖分较低、维生素 C 较高的种类，例如番石榴、苹果等。

小心假食物陷阱 ✳

大量加工或以其他原料取代制作的"假食物"，例如鱼丸、蛋卷等，其实大部分成分是淀粉、糖、油脂与各种人工添加物，自然食材的含量比例非常低。这些东西不仅没有身体需要的营养，还可能影响身体代谢的速度。建议大家要多了解自己吃下去的食物，而且只吃"真"食物！

4 不要错怪好食物！

懂得避开"坏食物"，也要认识"好食物"。很多女孩因为怕胖而拒绝吃肉和油，但其实适量摄取油脂和肉类，对瘦身和塑身也是超级加分！油脂跟蛋白质，不仅是修补、生成身体组织的必要元素，还可以平衡血糖，使体内脂肪容易被代谢掉。

在瘦身时保持愉快积极的心情，而不是陷在"限制、虐待自己"的情绪中。很多坊间推崇的三日减肥食谱建议只喝蔬菜汤挨饿，但我最常用的瘦身方法，却是吃得丰盛，营养均衡有菜又有肉哦！

LuLu 秘制 "排骨汤排毒法" ✳

做法 把适量卷心菜、番茄、排骨，一起放入锅中炖煮，依照个人口味加入适量盐与洋葱来提味。先用大火，滚过之后，以小火慢慢地把食材熬煮到熟烂。

吃法 早上起床时，吃一颗蛋、一块排骨，再配上半颗苹果，不要摄取淀粉。中餐和晚餐的时候，就盛一碗满满的汤与蔬菜，搭配一块排骨来吃。如果晚上还是很饿，就再多喝一碗汤，再吃1/4颗的番石榴。

原理 这种以蛋白质为主的饮食方式，原理是暂时不要进食太多，给身体一些时间去消化、排除不必要的废物。但是不吃东西时，血糖会降得太低，所以以排骨汤来多补充肉类和油脂，维持血糖平衡。

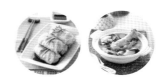

跟着LuLu吃三餐

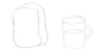

早餐

Good morning

1颗蛋 + 1片土司面包 + 1份新鲜肉类，再搭配1杯新鲜果汁或蔬菜汁

早餐最重要也最需要由自己准备的，就是肉类。因为在大多数的早餐店或商店中，比较少提供新鲜肉类的选择。但其实，在早餐时摄取肉类是相当重要的，可以让身体获得足够的蛋白质与油脂，使我们有饱足感，在中午之前不容易感到肚子饿。

午餐

1小份肉类 + 1份绿色蔬菜 + 1/2碗饭

我以"大原则"来决定午餐的菜色。首先从"份量"来控制，把握"肉类 > 蔬菜类 > 淀粉类"原则。通常我会选择 1 小份（约一个手掌大）肉类、1 份绿色蔬菜，以及只吃半碗饭。因为饭是淀粉类，吃太多容易转换成糖分。菜色上也尽量挑选清淡的口味，不吃太重咸油腻。

很多人会问："商店的便当到底可不可以吃？"我的看法是"可以的！"但要避开口味太咸太油的种类，并且米饭量减半。中午吃的分量比早餐多，一定要利用足够的蛋白质和蔬菜来帮助我们平衡血糖，避免血糖上下起伏变化，促进体内的脂肪的储存。如果觉得蔬菜不足，可以多买一份烫青菜或生菜沙拉来补充，但要注意酱料不可过多。

晚餐

1份鱼 + 1份绿色蔬菜 + 1碗鸡汤

晚餐尽可能让自己吃到"鱼肉"。我特别喜欢吃三文鱼和鲭鱼，其中含有丰富的深海鱼油，可以降低三酸甘油酯，促进身体的平衡健康。烹调方式也十分简单，可以清蒸或以少量橄榄油下锅煎煮，10分钟内就能上桌。

而绿色蔬菜，除了可以用汆烫方式，也可用少量椰子油或猪油来拌炒。椰子油和猪油燃点高，比较适合亚洲人以炒菜为主的烹调习惯。它们含有丰富的饱和脂肪酸，使女生皮肤细致光滑，让你瘦得健康又漂亮。

每隔两三天，我也会炖上一锅鸡汤，晚餐时再多喝一碗鸡汤。鸡汤营养足够，就像"天然的保养品"，让女生的皮肤更加Q弹亮丽哦！

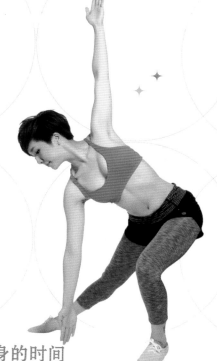

LuLu's column

瘦身的终极目标：
你的微笑Smile

▌别心急，多给自己一些漂亮变身的时间

刚开始练习XS女神操时，你可能会发现自己总是有些动作跟不上节奏，或者做起来特别吃力。别心急，这都是正常的现象，因为XS女神操中的许多动作，目的就是训练我们平时不习惯运用的肌群，身体当然必须花费比平常更多的时间来适应了。

XS女神操中独创的甩肉节奏，是以"慢→快→慢"的节奏来变化运动强度，在动作转换上也更多变化，使燃烧热量的效率增加，跟着DVD跳操，一开始自然比一般的有氧运动或传统瘦身操还要吃力。

遇到这种情况时，除了再翻开书里的动作解说，仔细阅读并重复练习，最重要的就是要轻声地叮咛自己："**别急，慢慢来！**"持续保持**轻松、愉悦的心情**。千万不要一下子给自己太大的压力，这样很容易会让自己缺乏成就感而失去瘦身的动力。

很多女生每天量"体重"，心情也随体重计的微小数字上下起伏，其实我建议大家不必如此"锱铢必较"，而是**多去跟自己的身体对话，仔细观察自己的身体变化**。难免感到气馁时，不妨找几个好朋友一起练习XS女神操，彼此分享心得、支持打气。我一直强调，**瘦身是一个"让自己变得更好、更健康"的过程**，必须由内到外，在身、心、灵三方面都彻底平衡、有力量，所以一定要耐心给自己持续变美丽的身体更多时间。

不知道你有没有发现一个小秘密？当身体跟着最后一个阶段"伸展—Slimming"做完时，除了心情的平静之外，身体仿佛已经自动完成疲惫修复功能，甚至比运动之前更神采奕奕了！再叮咛一次，一定要做完整套XS女神操，才能够完整启动"慢→快→慢"燃脂功能哦！

▋创造正能量的Smile微笑曲线

在瘦身的过程中，我们除了追求"身体的S曲线"之外，更重要却也最容易被忽略的就是"心灵的S曲线：微笑Smile☺"。时常发自内心地微笑，可以让你散发出优雅、自信的气质，使气色明亮、光彩度大大加分。更重要的是，保持乐观和无压力的美丽Smile心情，也是维持我们规律运动、养成易瘦习惯的重要关键。

记住，瘦身是一种生活态度，更是一种生活实践，是非常快乐、积极且令人享受的事。开始练习XS女神操之后，一定要记得更呵护、善待自己。不需要给自己太严苛的目标或压力，时时为自己的努力加油打气，为身边每一件值得开心、庆祝的小事情喝彩。每天都有不同的小惊喜：上周感觉到裤子松了一点点，今天跳跃时身体又轻盈了一些，连从未见过的XS腰线也慢慢浮现……相信我，只要努力，你的身体一定会适时地给你回馈的！除了漂亮，更多的是自信，你会发现，正能量已悄悄地让你变身成魅力耀眼的迷人女神！ ✳

LuLu

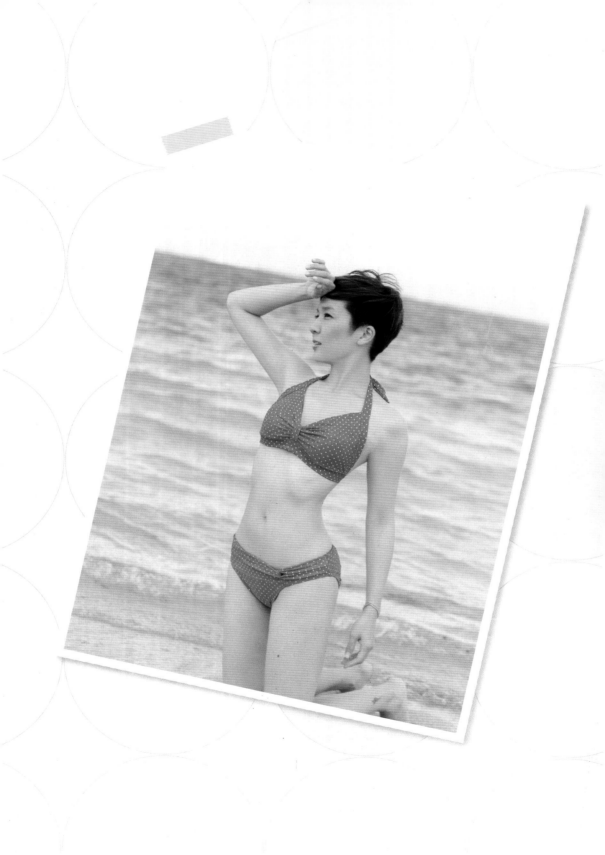